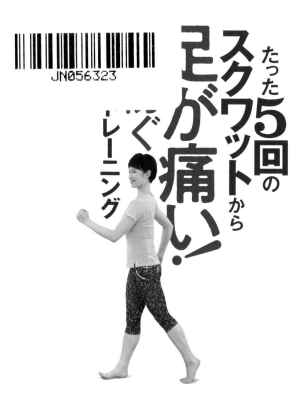

たった5回のスクワットから足が痛い！
ぐ
トレーニング

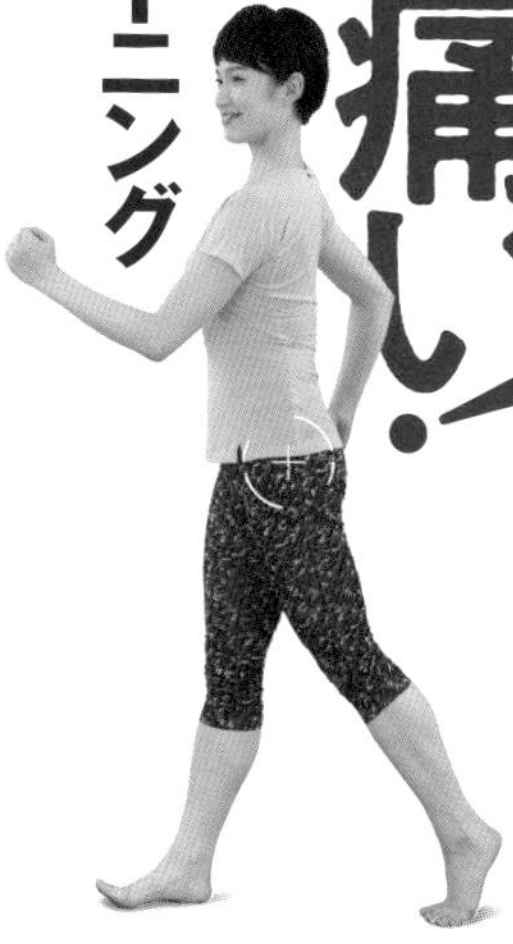

standards

はじめに

足の痛み、運動不足は、お尻を鍛えるのが一番です

年をとるにつれ、足の痛みに悩まされているという人は多いでしょう。

足首や膝、股関節などを過去に痛めたことがあって、現在は痛みはないけど歩きづらさが残る人や、少し歩いただけでも足が痛くなってしまう人など悩みは人それぞれです。

そうした悩みの解決方法は、正しい筋肉を使える体をつくることです。

早速ですが、スクワットをしてみてください。

どこの筋肉に力が入っていますか？

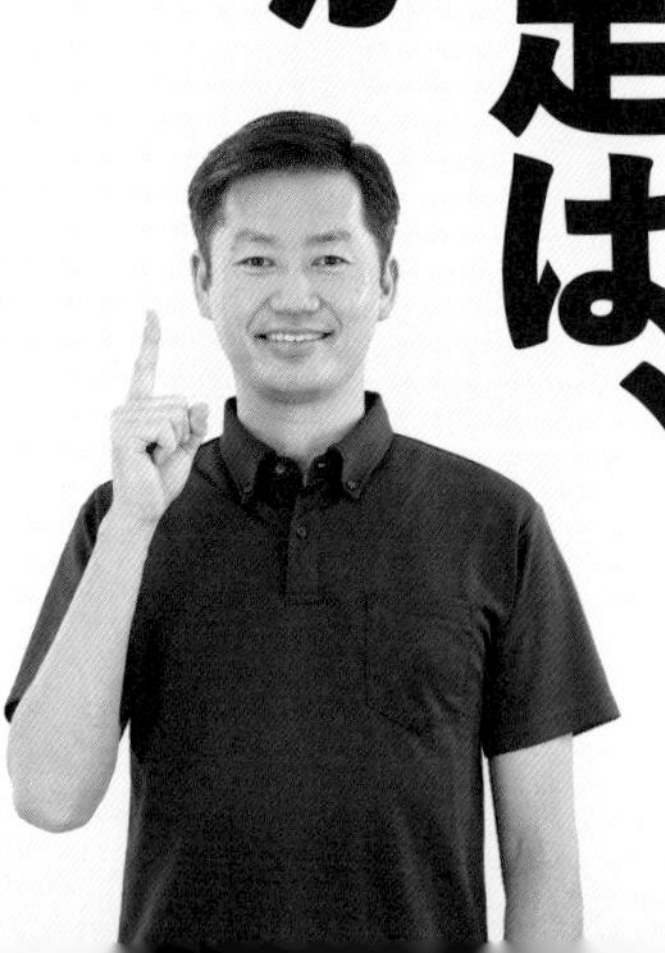

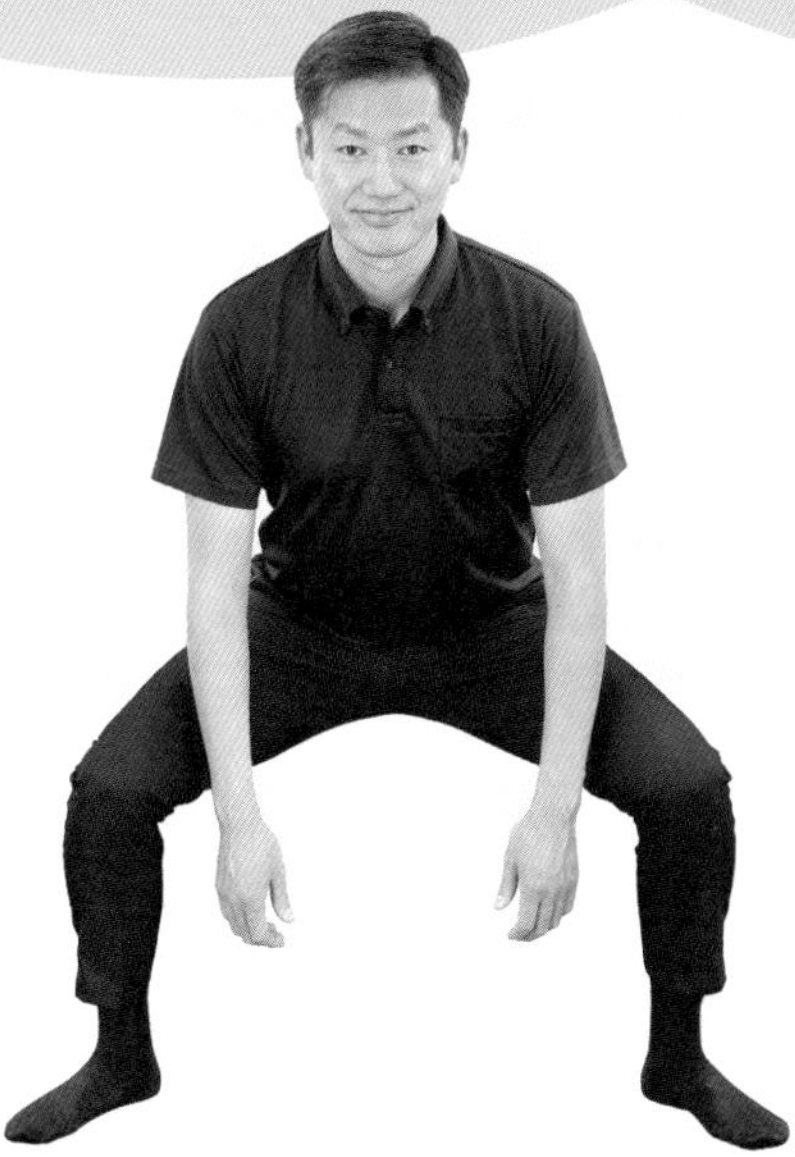

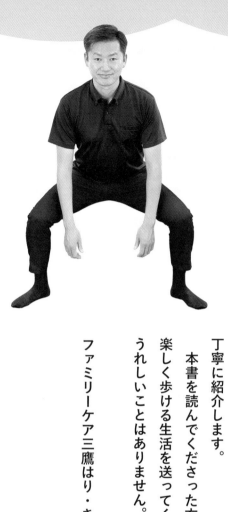

力が入る部分は、膝やスネ、もも、お尻など人によって異なりますが、実はお尻の筋肉が使えているのがよいスクワットです。

そして、「お尻の筋肉が使える」ことが足の痛みを防ぐうえで欠かせないことになります。

しかし、はじめからお尻の筋肉を使えている人は多くありません。

本書では、無理なく始められるスクワットをはじめとしたお尻のトレーニングや、神経を刺激してお尻の筋肉を使えるようにするマッサージを、考え方から方法まで丁寧に紹介します。

本書を読んでくださった方が、痛みの不安なく楽しく歩ける生活を送ってくだされば、こんなにうれしいことはありません。

ファミリーケア三鷹はり・きゅう・整体院　院長

村上一成

contents

第4章

筋肉に「刺激」を与えるマッサージ

第5章
「体幹」トレーニングでお尻を鍛える

執筆 村上一成
編集 金丸信丈、佐藤太一(株式会社ループスプロダクション)
本文デザイン・DTP 竹崎真弓(株式会社ループスプロダクション)
カバーデザイン ii_design
モデル 押味愛里沙(体爽舎)
撮影 宇留野潤(有限会社園部保夫写真事務所)
書籍コーディネート 小山睦男(有限会社インプルーブ)

※本書は、専門の治療院による指導のもと安全に配慮しておりますが、運動前もしくは運動中に痛みや違和感がある際は、運動を中止して、医療機関、もしくは専門治療院にご相談ください。
膝痛などの症状には個体差があります。本書の内容についてはすべての方に当てはまるものではありません。ご了承ください。

第1章

「お尻」を鍛えると足が痛くならない

年々、足が痛くなるのはなぜでしょうか？

足が痛くなると歩くのがどんどん億劫になります。足の痛みと「お尻」がどう関係するのか説明します。

Sec. 1

年々足が痛くなるのはなぜ？

年々、股関節や膝、足首などが痛くなるのはなぜでしょうか？

これにはさまざまな原因がありますが、たとえば足首などの比較的小さい関節に負担がかかる歩き方をしている、あるいは過去にケガした場所を庇って、バランスの悪い歩き方をしていることなどが考えられます。

つまり、歩くと足が痛くなるのは「痛くなる部分」に原因があるわけではなく、**体の使い方、歩き方に原因があるということです。**マラソンでも、5キロほどで疲れて足が痛くなってしまう人もいれば、20キロでも平気な人もいます。両者の違いは、足腰の筋肉量や肺活量というよりも、それらに負担をかけない走り方ができているかどうかです。

足を痛めずに歩くにはどうしたらよいでしょうか？

その答えは歩くときに正しい筋肉、つまり、お尻の筋肉を使えるようになることです。

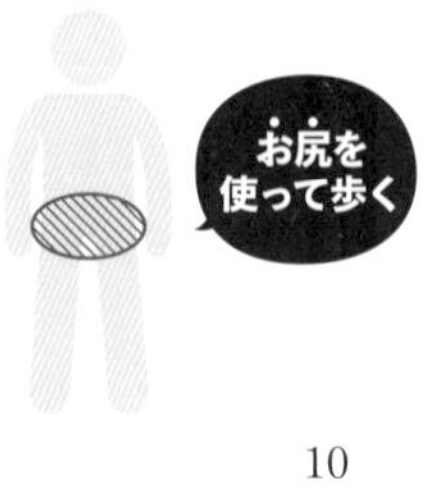

お尻を使って歩くと足が痛くならない

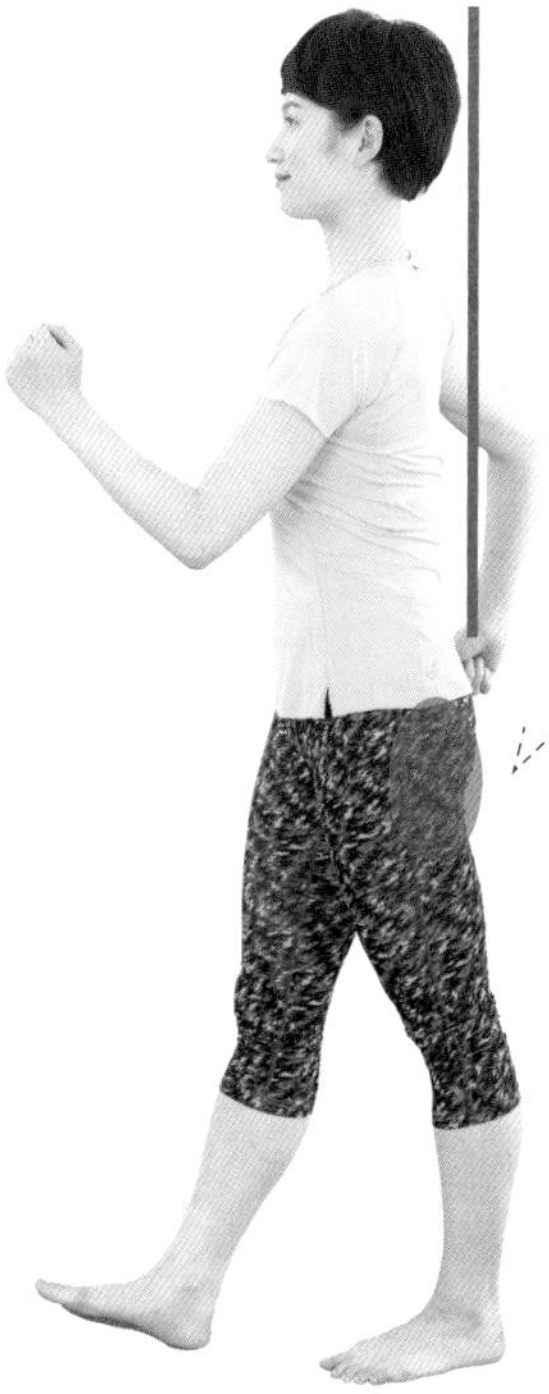

よい歩き方

姿勢がよく、お尻がちゃんと使えていると、膝や足首などに負担がかからないため、足の痛みを軽減できる

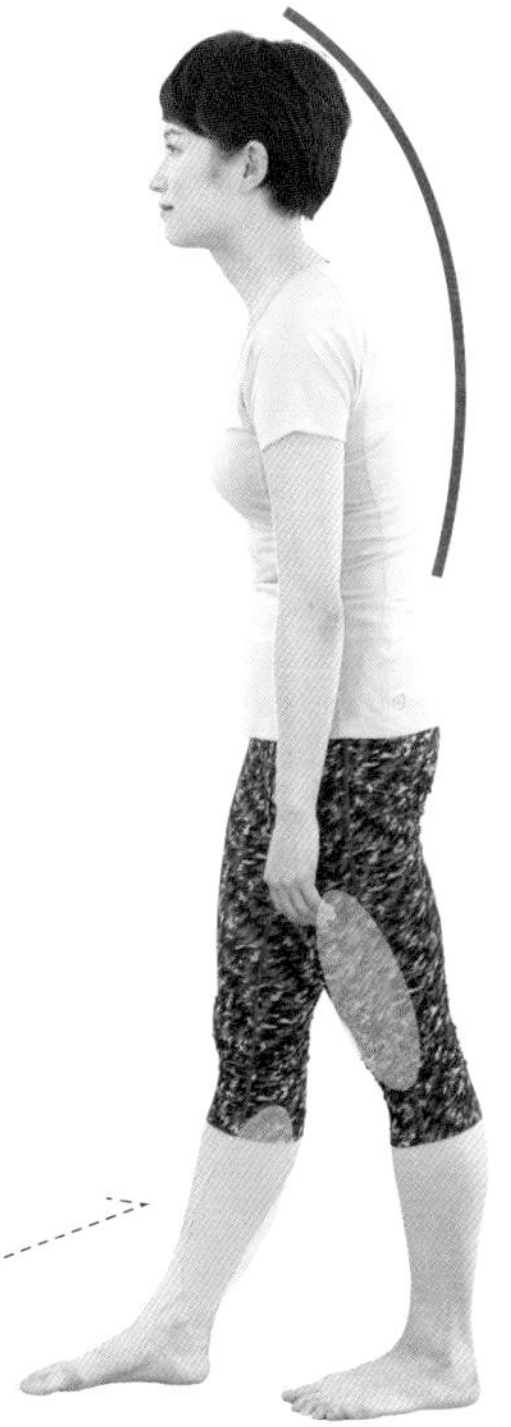

悪い歩き方

姿勢が悪く、お尻が使えていない歩き方では、膝や足首、もも、ふくらはぎを痛める原因になるだけでなく、呼吸がしづらくなる

Sec.
2

歩くのに重要なのは お尻の筋肉

足を痛めずに歩くには、お尻の筋肉を使えるようになる必要があります。ほかにも、ももの裏や背筋などが使えるとより効果的ですが、まずはお尻の筋肉を使うことで疲労しづらい体になります。

その理由は、お尻がもっとも大きい筋肉だからです。筋肉の表面積でいえば、ももの前（大腿四頭筋）が断トツですが、層の厚さや深さといった点では、**3つの層（大臀筋・中殿筋・小殿筋）をもつお尻がもっとも大きいのです。**大きい筋肉はそれだけ疲労しづらいということでなので、小さい筋肉に負荷をかけるより痛みが出にくくなります。

また、お尻のある股関節は重心線（体の中心を通る垂直の線）の中心にあり、歩く際に大きな負担がかかる、いわば支点となる部分です。そのため、お尻を鍛えることが、足を痛めないために重要なのです。

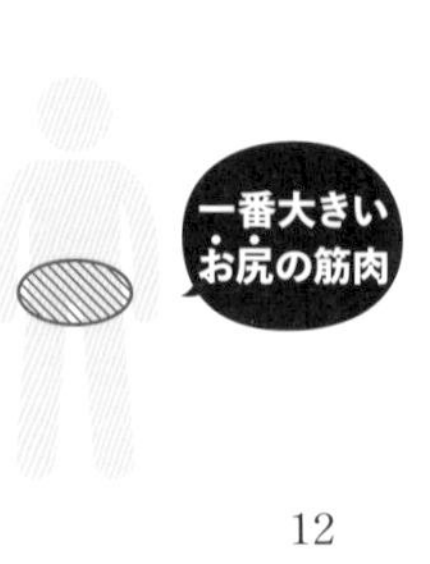

股関節とお尻の筋肉

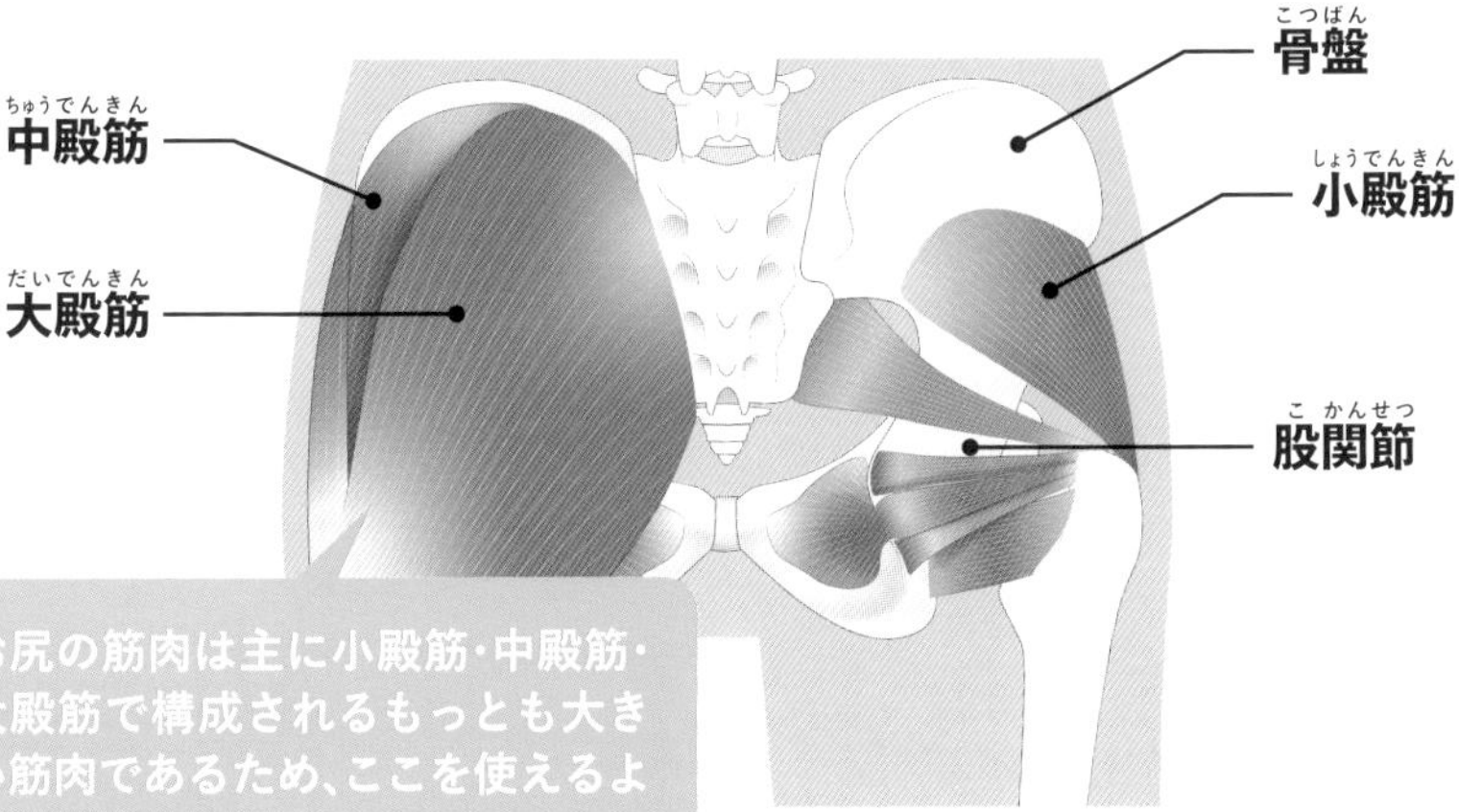

お尻の筋肉は主に小殿筋・中殿筋・大殿筋で構成されるもっとも大きい筋肉であるため、ここを使えるようになることが重要

体の中心を通る重心線

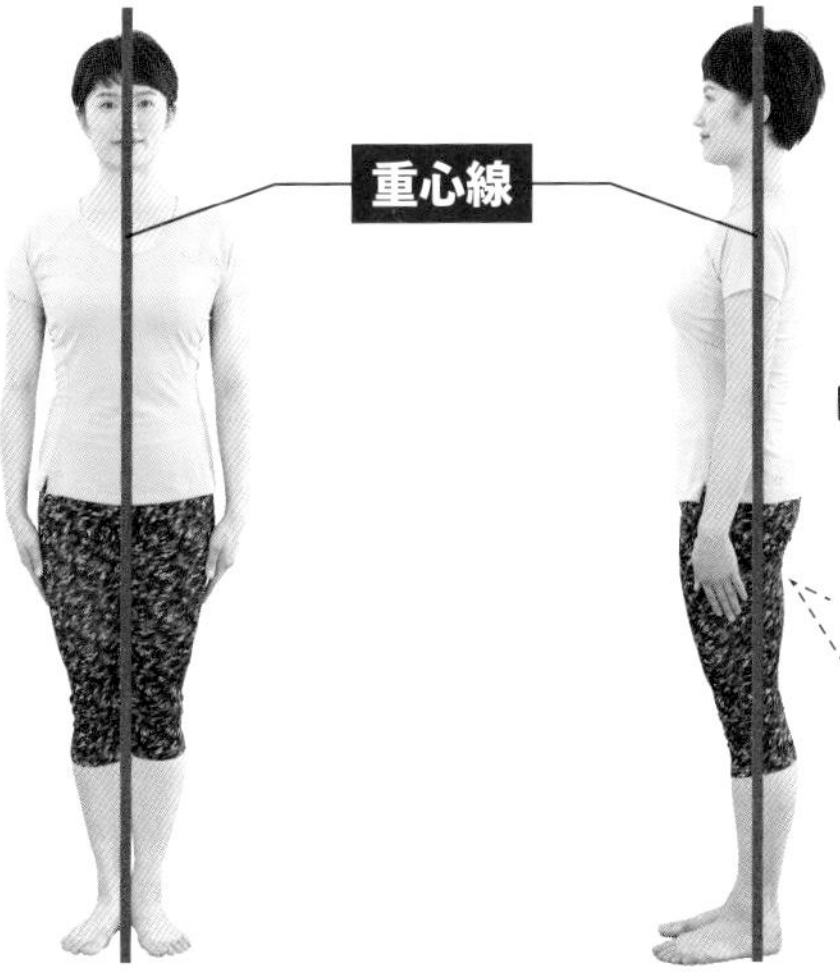

Point!

重心線の中心

体の中心の線である重心線のさらに中心が骨盤であり、体の支点となる部分。歩く際に大きな負担がかかる

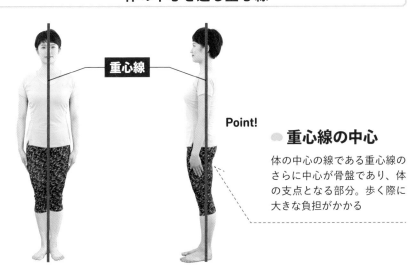

Sec. 3

お尻の筋肉はいろいろな動きに使われている

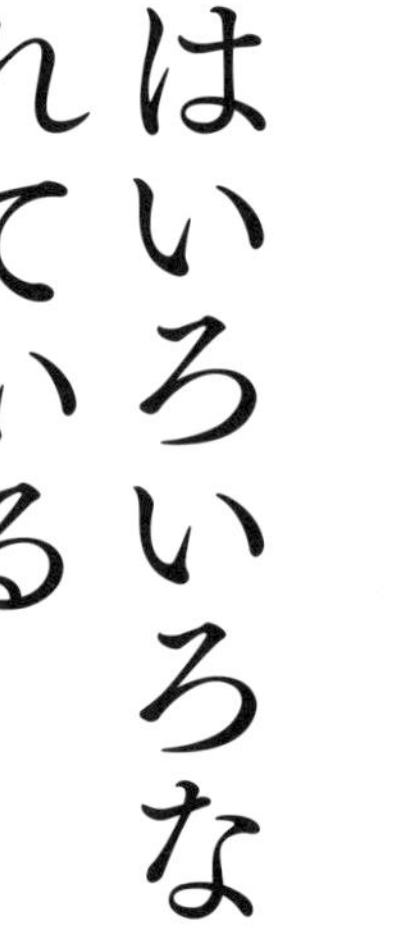

12ページでは、足を痛めないためにはお尻の筋肉を鍛えることが重要だと説明しました。

というのも、お尻の筋肉は、股関節のいろいろな動作に使われているのです。**股関節の動きは大きく「屈曲」「伸展」「内転」「外転」「内旋」「外旋」の6つに分けることができます**（15～17ページ図参照）。

といっても、これらの単純な動作をそのまま行うわけではありません。私たちは日々の動作において、これらを複雑に組み合わせているのです。

人はただ歩くときでも、棒のようにまっすぐ動いているわけではありません。少し内側にひねったり、手足を前後に伸ばしたりといった動きを組み合わせています。そのひとつひとつの動きのなかでお尻の筋肉は重要な役割を担っているのです。

第6章で詳しく説明しますが、正しく腕が振れていないウォーキングは、下半身の筋肉

お尻を使う動き①

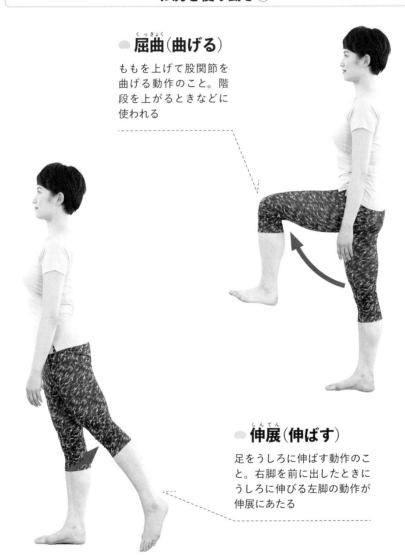

屈曲《くっきょく》（曲げる）

ももを上げて股関節を曲げる動作のこと。階段を上がるときなどに使われる

伸展《しんてん》（伸ばす）

足をうしろに伸ばす動作のこと。右脚を前に出したときにうしろに伸びる左脚の動作が伸展にあたる

お尻を使う動き②

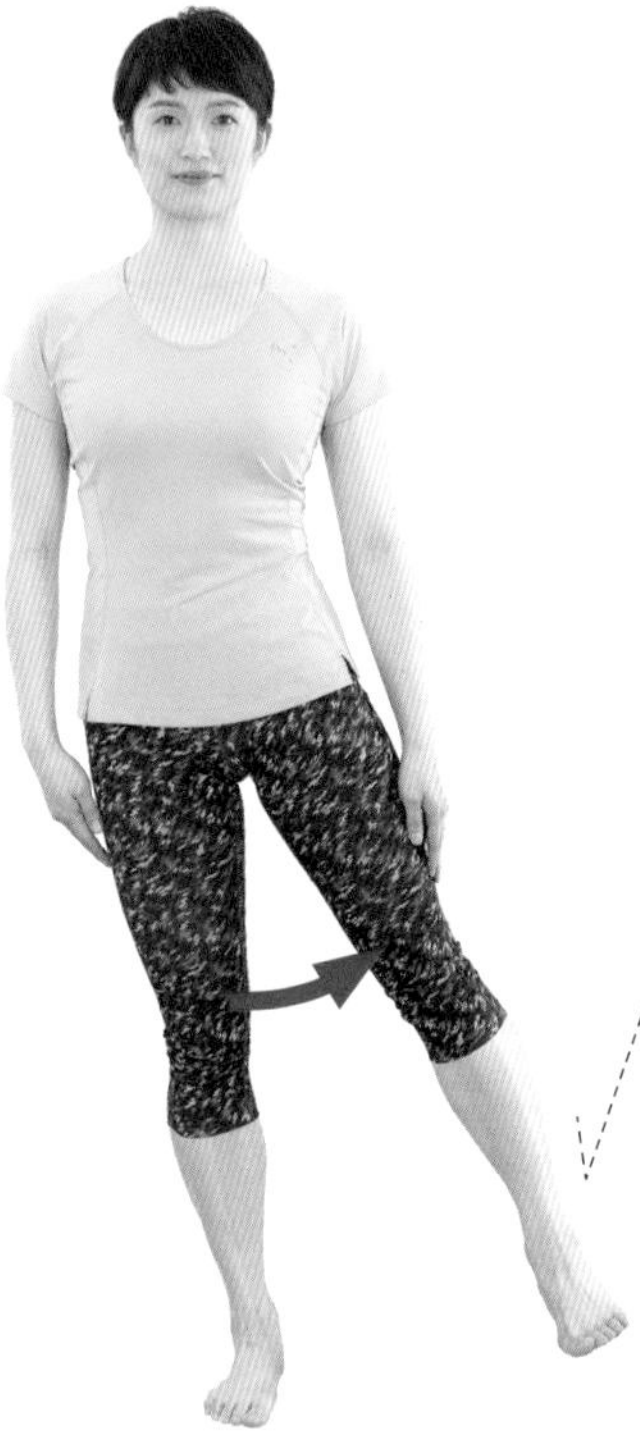

外転《がいてん》（外へ上げる）

足を身外側に遠ざける動きのこと。片足で立って、足を横に開く動作が外転にあたる

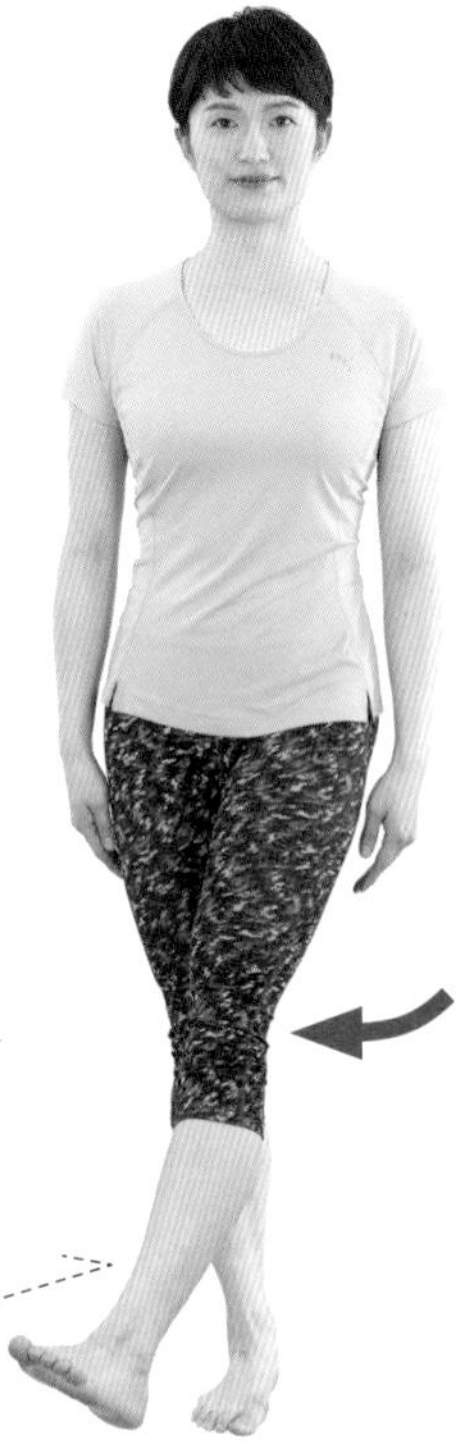

内転《ないてん》（内へ上げる）

足を内側に入れる動きのこと。片足に体重を乗せ、体重が乗っていないほうの足をもう一方にクロスさせるような動作が内転にあたる

お尻を使う動き③

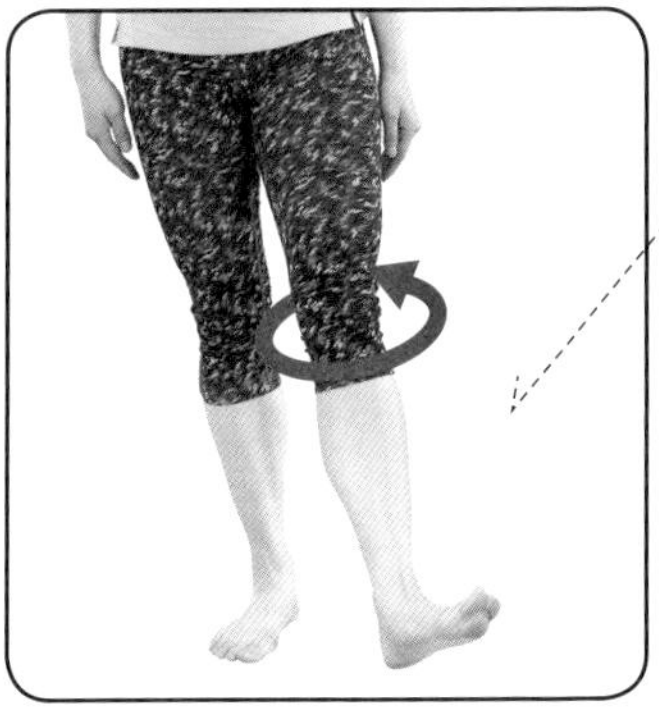

外旋《がいせん》（外にひねる）

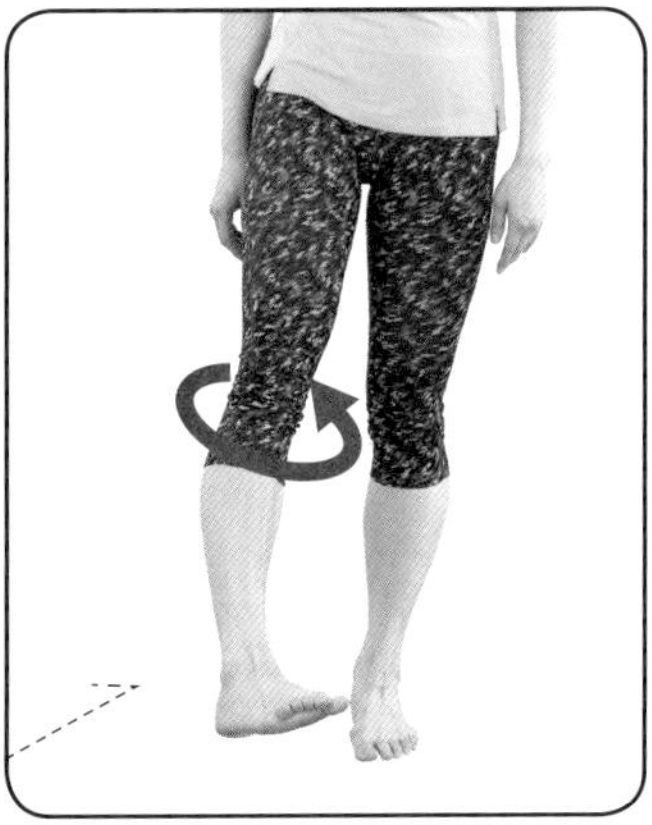

内旋《ないせん》（内にひねる）

内旋は脚を体の内側に、外旋は外側に回転させる動きのこと。たとえば、内またをつくる動作が内旋で、逆に足を開く動作が外旋

しか動かないので、よいウォーキングとはいえません。

お尻の筋肉は上半身とも連動

また、お尻の筋肉がある股関節は、上半身とも連動しています。マラソンで、コーチや監督が選手に「腕を振れ」と指示することがあります。**一方の腕を引くと、それに連動して自然と反対の足が出る**という構造になっているからです。このとき、連動する筋肉（たとえばお尻の筋肉）が正しく動かないと、どこかに過度な負担がかかってしまいます。

このように、上半身の動きとも連動しているので、お尻の筋肉を使えることはますます重要になってくるのです。

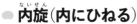

Sec. 4

お尻が使えない原因は筋肉が固まっているから

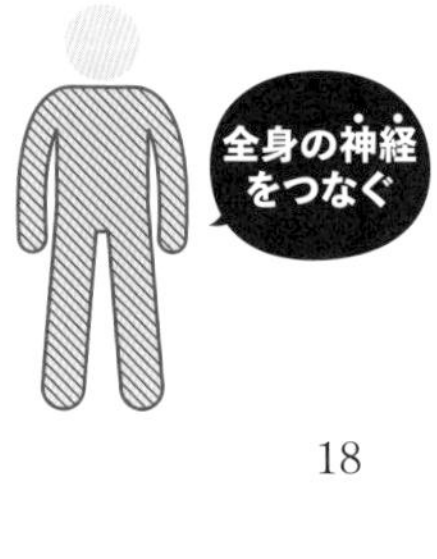

本来、お尻の筋肉が使えるというのはあたりまえのことなのです。多くの人は、間違った体の使い方によって、本当は使えるべきお尻が使えなくなっているだけなのです。

というのも、全身の筋肉は神経でつながっています。**どこかに硬くなっている部分があると、それだけでほかの筋肉にも悪い影響を及ぼします。**そうすると、体のバランスも崩れてしまい、足や腰などを痛める原因になります。

では、どうすればお尻が使えるようになるのでしょうか？

その方法がマッサージです（62ページ参照）。**固まってしまった部分にマッサージで刺激を与えると筋肉をつなぐ神経がよみがえります。**すると、ほかの筋肉もスムーズに動くようになり、体のバランスも改善され、それまで使えていなかったお尻の筋肉もトレーニングによって使えるようになります。この流れが**筋肉と神経のリトレーニング**です。

神経がよみがえるとお尻が使える

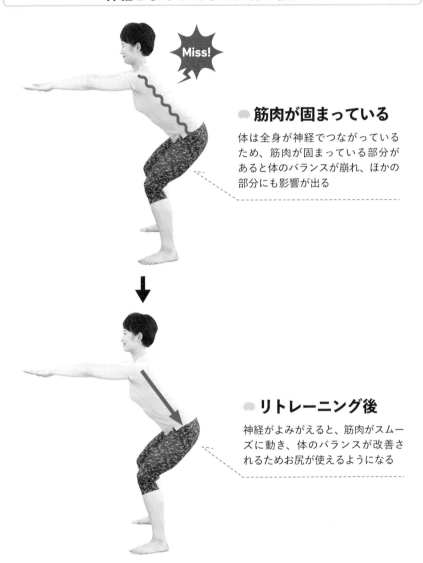

筋肉が固まっている

体は全身が神経でつながっているため、筋肉が固まっている部分があると体のバランスが崩れ、ほかの部分にも影響が出る

リトレーニング後

神経がよみがえると、筋肉がスムーズに動き、体のバランスが改善されるためお尻が使えるようになる

Sec.
5

お尻を鍛えるだけで3つのメリットがある！

お尻を使えるようになると3つのメリットがあります。

ひとつ目は、ケガの予防になるということです。たとえば、サッカーで足首を何度も捻挫してしまう人がいますが、足首のような末端をよくケガするのは、体幹が使えておらず、末端に力をかけすぎてしまうからです。

体はなるべく棒のように硬くならず、鞭のようにしなやかであるのが望ましい状態です。お尻の筋肉がある股関節は重心線の中心にあるので、**お尻が使えるようになると、重心が安定し、平衡感覚にも優れるので、ケガをしづらくなります。**

2つ目は、痩せやすい体になるということです。お尻が使えると、17ページでも説明したように、連動して全身の筋肉が使えるようになるので、血液の循環がよくなり、基礎代謝が上がります。この基礎代謝が上がると、太りにくい体になるというしくみです。

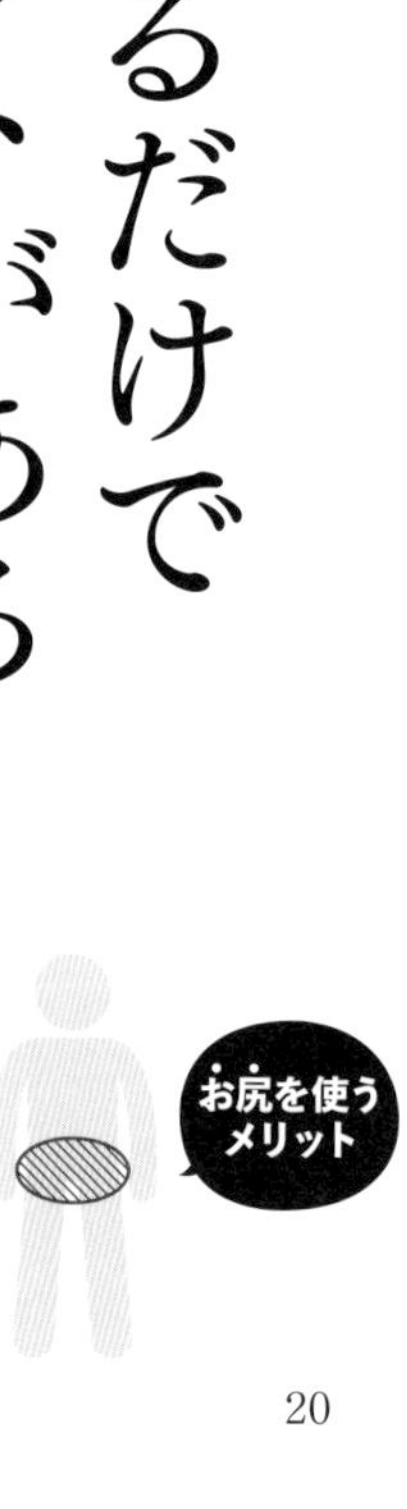

お尻を鍛えるメリット①②

1 ケガの予防になる

股関節を使えるようになると、重心が安定し、身体をひねったりする際の平衡感覚に優れるので、ケガをしづらくなる

2 痩せやすい身体になる

連動していろいろな筋肉が使えるようになり、基礎代謝が上がるため、運動しなくても痩せやすい体になる

基礎代謝を上げると痩せる

体が動くことで血液の循環がよくなり、基礎代謝が上がります。この基礎代謝が上がると、太りにくい身体になるわけです。

ちなみに、基礎代謝とは、骨格筋や内臓、脳などの消費エネルギーを総合したもので、このうち骨格筋はもっとも消費エネルギーが多いことから、さまざまな筋肉、なかでも大きな筋肉を使うことで基礎代謝もどんどん上がっていくのです。

基礎代謝が上がると寝ているだけで痩せやすい身体になりますが、さらに運動すればもっと痩せやすくなります。

水中で激しく動くシンクロ選手は、女性でも消費カロリーが3000kca

お尻を鍛えるメリット③

運動のパフォーマンスが向上する

全身の筋肉が使えるようになるので、同じ動作でも疲れにくくなり、運動のパフォーマンスも向上する

トレーニング前		トレーニング後
・階段ですぐに息が上がる ・ジョギングでもすぐにバテる	→	・階段でも**息が上がらない**！ ・長い距離走っても**疲れにくい**！

1近くにもなるので、たくさん食べなければどんどん痩せてしまいます。

スポーツ界も股関節に注目

3つ目は、運動のパフォーマンス向上に繋がるということです。お尻の筋肉が使えるようになると、同じ動作をしても疲れにくくなります。

また、まだまだ一般の人に浸透しているとはいえませんが、プロ野球でもお尻の大きい選手が大成するといわれるように、近年のスポーツ界でも、**腰よりも骨盤や股関節を使うことが重視され始めています**。それほど、お尻の筋肉を含めた股関節の重要性が認識されるようになったということなのです。

第2章

お尻Reトレーニングで体が「変わる」

本書で紹介するトレーニングは、一般的な筋トレとは考え方が異なります。単に筋肉をつけることではなく、目的の筋肉が正しく使えるようにすることが目的なのです。

Sec.
1

トレーニングの考え方を変えると体が変わる

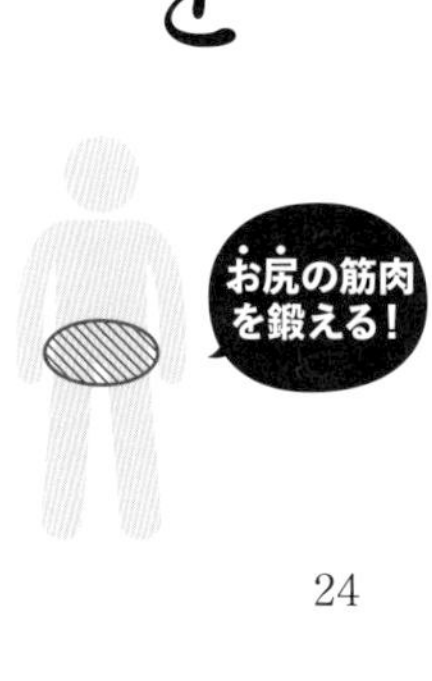

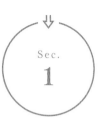

本書で紹介するトレーニングは、一般的な筋トレと考え方が異なります。

ひとつ目は、鍛える場所が違います。たとえば、足首の捻挫を繰り返している人は足首に負担をかけ過ぎている状態です。サッカーで切り返すときなどに、左写真のように**足首の力で踏ん張るのとお尻の筋肉で踏ん張るのとでは、足首への負担は大きく変わります。**そのために、本書では足首の筋トレではなく、お尻の筋トレをおすすめします。

2つ目は、狙った筋肉を鍛えるという点です。腹筋をしても、腹筋に力が入らず首や肩に力が入ってしまう人がいます。これでは、効果がないばかりか、首・肩コリを増やしているだけです。フォームを変えても狙った筋肉が使えていない場合は、無駄な力が入っているということになります。そのため、無駄な力が入っている部分をまずほぐしてからトレーニングしないと、狙った筋肉をトレーニングすることはできません（第4章参照）。

鍛える場所を変える

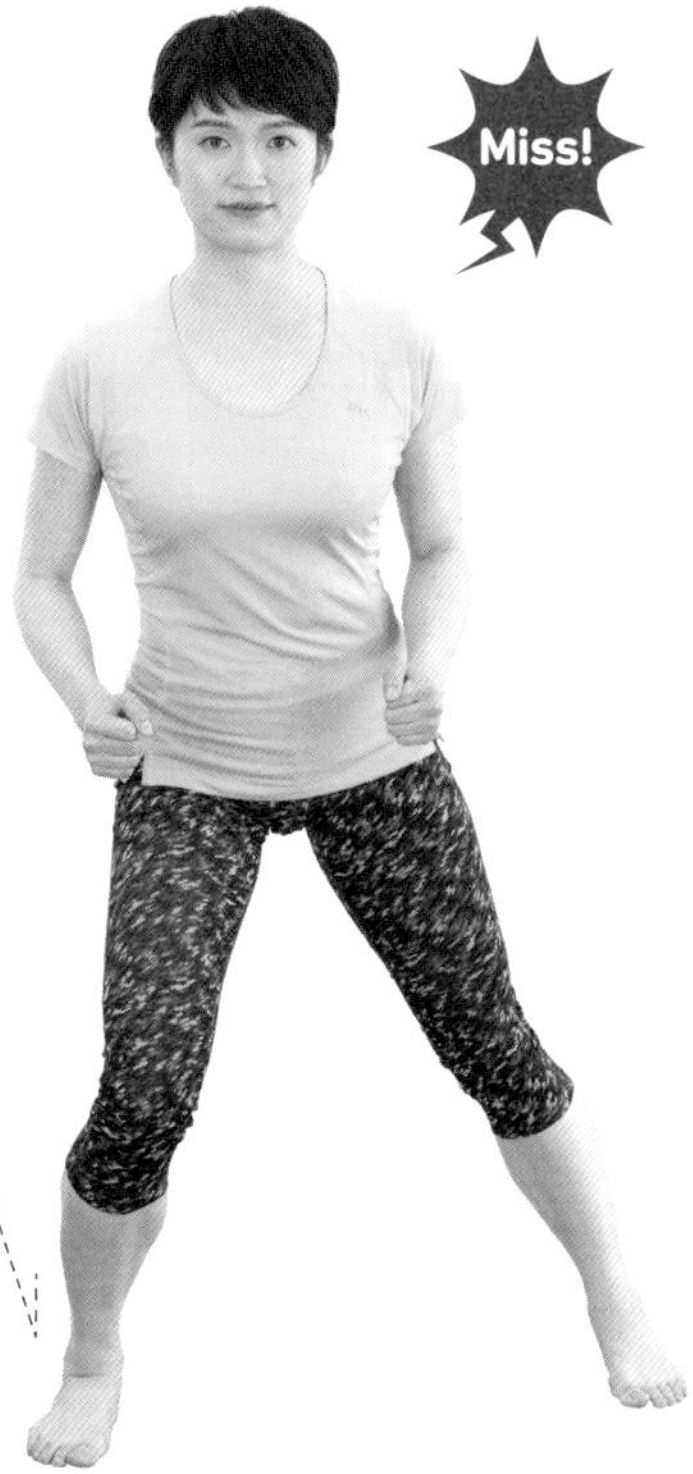

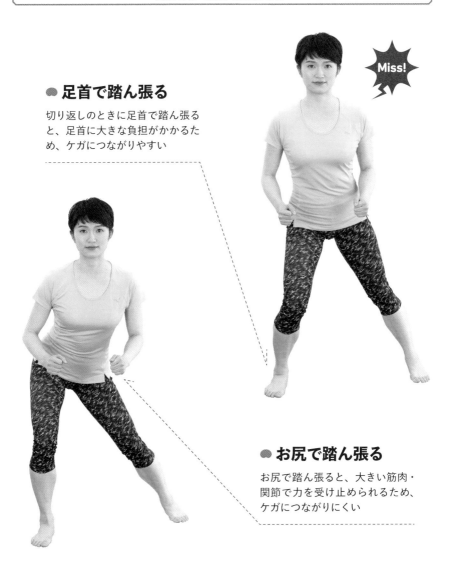

足首で踏ん張る

切り返しのときに足首で踏ん張ると、足首に大きな負担がかかるため、ケガにつながりやすい

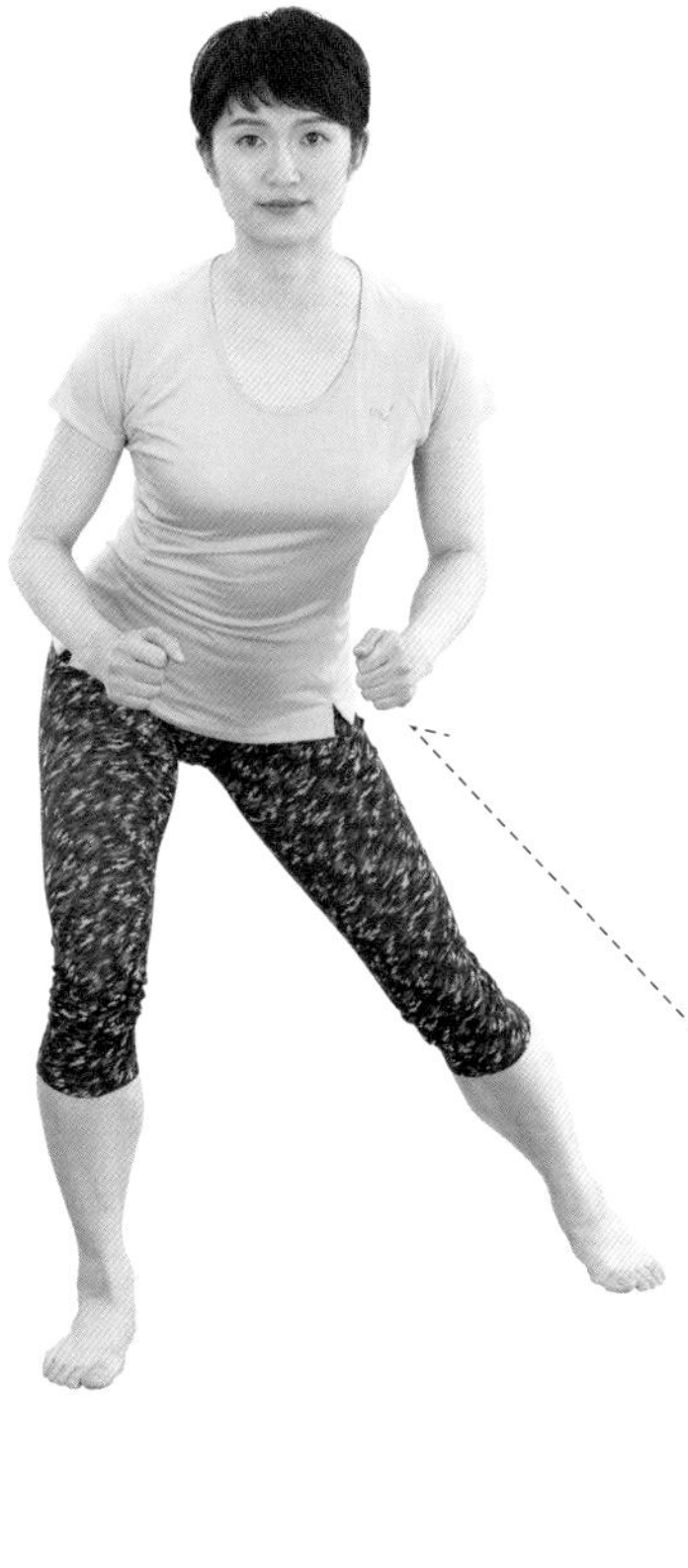

お尻で踏ん張る

お尻で踏ん張ると、大きい筋肉・関節で力を受け止められるため、ケガにつながりにくい

Sec.
2

簡単にできるお尻の3つのチェック法

自分がお尻を使えているのか、使えていないのか、疑問に思った人もいるでしょう。ここでは、お尻を使えているかを簡単にチェックできる3つの方法を紹介します。

ひとつ目は「腰を振る」動きです。足を肩幅くらいに開き、腰に手を当てた状態で、左右に腰を限界まで動かしてください。

腰を左右に動かしたとき、どの筋肉が使われているでしょうか。**お尻の横、もしくは脇腹が伸ばされている、あるいはどこにも力が入らないという人は、正しく筋肉が使えています**。しかし、お尻や脇腹以外に力が入っている人は、残念ながら正しい筋肉を使えていないということになります。このとき、たとえばももの内側に力が入っている場合は、その部分がおしりの筋肉を使えない原因のひとつになっているということです。そのため、それ以上腰を横に動かすことができなくなっています。

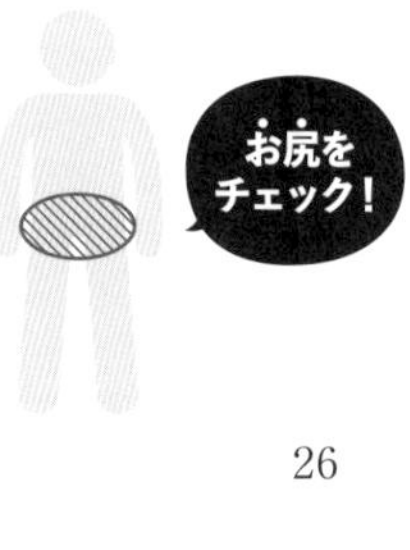

お尻のチェック法①

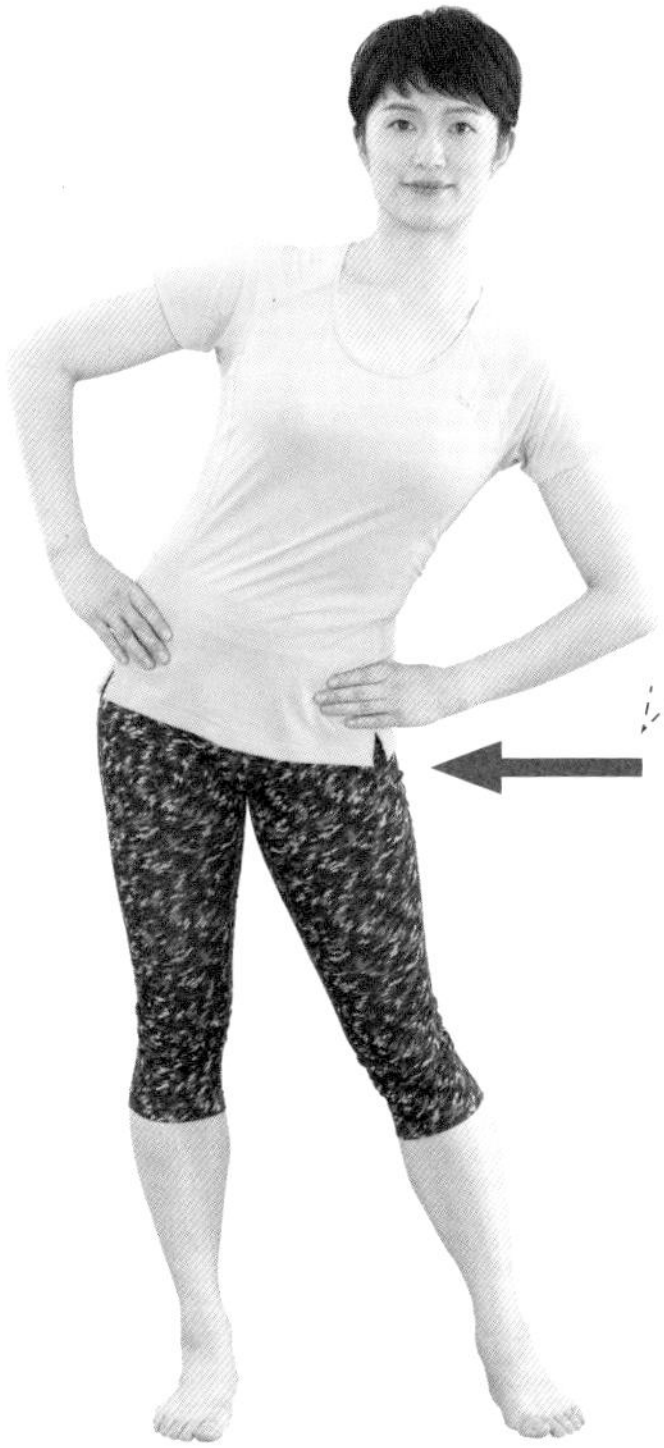

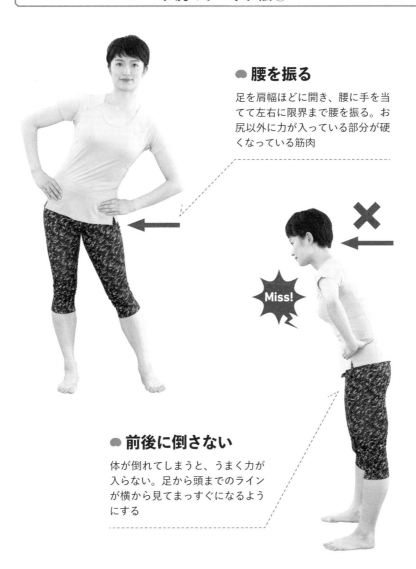

腰を振る

足を肩幅ほどに開き、腰に手を当てて左右に限界まで腰を振る。お尻以外に力が入っている部分が硬くなっている筋肉

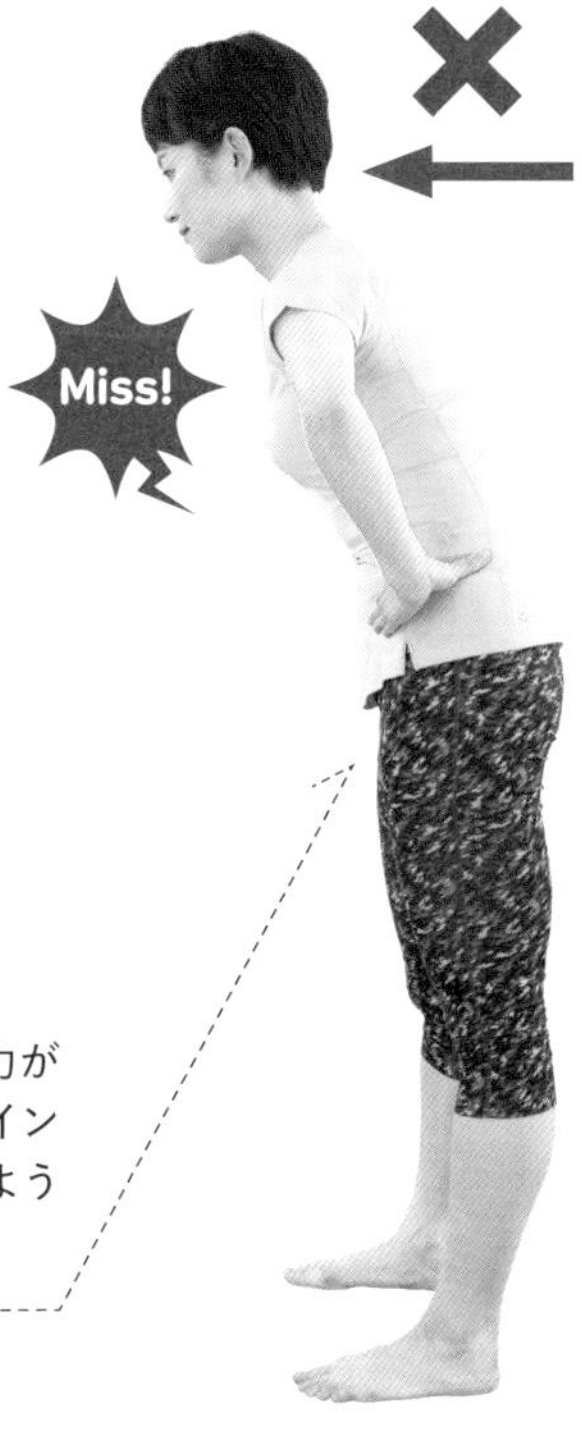

前後に倒さない

体が倒れてしまうと、うまく力が入らない。足から頭までのラインが横から見てまっすぐになるようにする

お尻のチェック法②

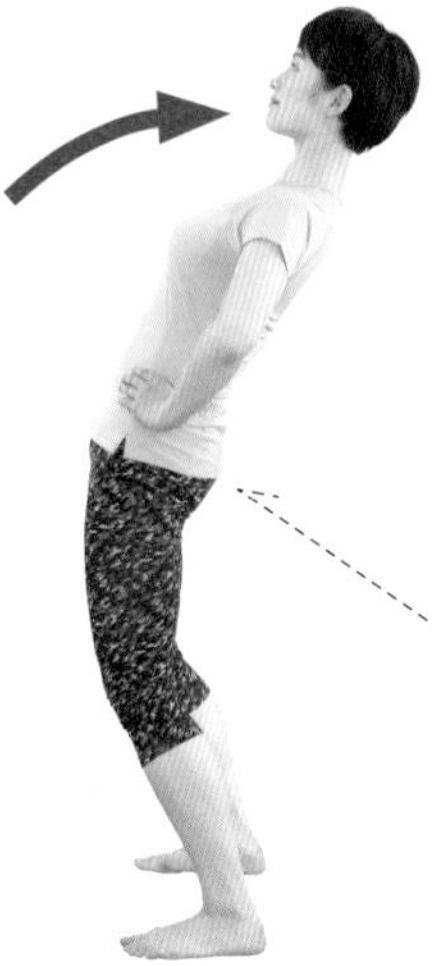

腰を反らす

足を肩幅ほどに開き、腰に手を当てて体を限界までうしろに反らす。使っている筋肉の前後のバランスがわかる

「腰を反らす」動き

2つ目は「腰を反らす」動きです。足を肩幅に広げ、腰に手を当てたまま、身体を限界までうしろに反らしてください。

このとき、**お尻に力が入っている、もしくはどこにも力が入っていない人は正しく筋肉が使えているということになります。**しかし、お尻以外に力が入っている人は、正しい筋肉を使えていません。

ちなみに、この動きでは、使っている筋肉の前後のバランスがわかります。腹筋やスネといった体の前側の筋肉が緊張しすぎていると、力みが生じ、うしろの筋肉がうまく縮みません。

また、この動きの際に呼吸が止まってしまう人が多くいます（34ページ参照）が、そうなるとますます筋肉が緊張してしまいます。

お尻のチェック法③

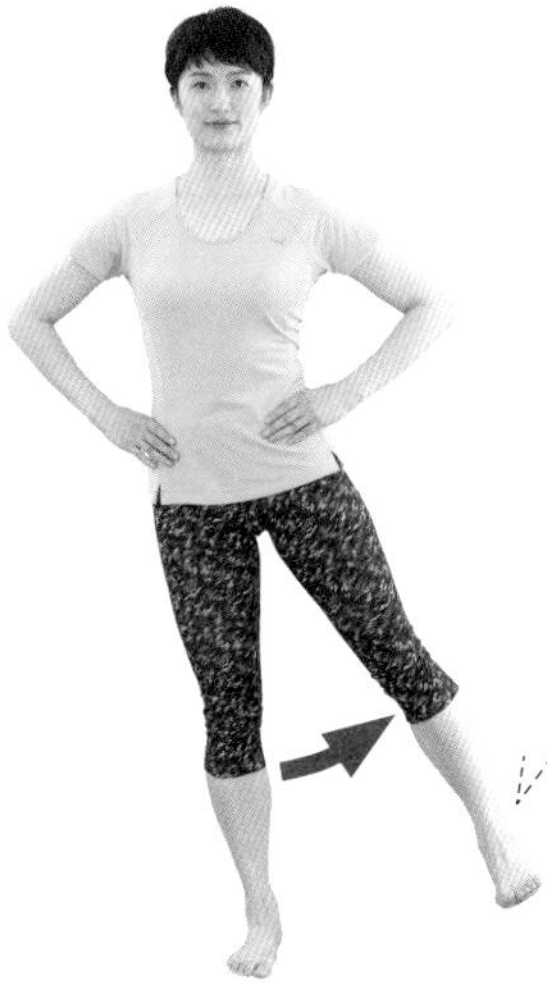

横に足を上げる

足を肩幅に開き、腰に手を当てた状態で、片方の足を横に上げる。使っている筋肉の左右のバランスがわかる。体が横に倒れていないか鏡で確認しながらやるとよい

「横に足を上げる」動き

3つ目が「横に足を上げる」動きです。足を肩幅に開き、腰に手を当てた状態で、片方の足を横に上げます。

これを左右でやってみましょう。バランスが取れない人は、椅子などにつかまってやっても大丈夫です。

この動きでは、**お尻や脇腹に力が入っているのが理想です**が、多少は腰やももの外側に力が入っていても構いません。しかし、スネやふくらはぎ、足の指にしか力が入っていない人は正しい筋肉が使えていないことになります。

お尻の力が弱い人は、足を上げるほうと反対側に上体が倒れたり、身体がねじれたり、また、自分では横に上げているつもりでも、全然違う方向に上がったりしてしまいます。

Sec.
3

お尻が使えることと股関節の柔らかさは別

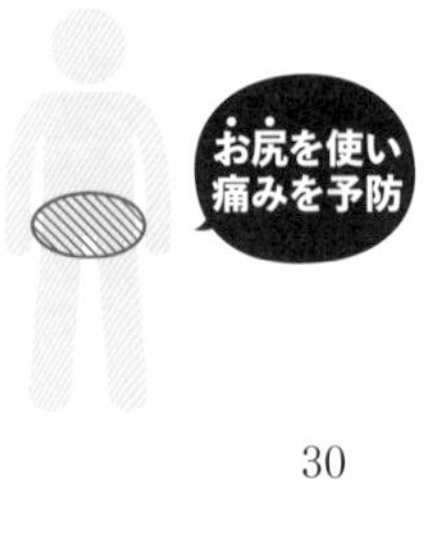

一般の人は、「体が柔らかい＝ケガをしづらい」と考えがちです。しかし、新体操のトップ選手を診てきた経験からいえば、いくら体が柔らかくても、ケガをしにくくなるわけではありません。股関節の柔らかさというのは骨格や靭帯が関係しており、その周りのお尻の筋肉まで使えているかどうかとは無関係だからです。**お尻の筋肉が使えないと、ふくらはぎなど末端の筋肉ばかり使うことになるため、たくさんケガをしてしまうのです。**しかし、ケガばかりだった選手も、お尻の筋肉を使えるようになるとケガが減りました。

また、一般的にいうケガは専門的には、２つに分けられます。野球の例でいうと、ほかの選手のスライディングを受けたことによる足の痛みを「ケガ」、自分の間違ったピッチングフォームによる肘や肩の痛みを「スポーツ障害」といいます。このスポーツ障害を防ぐのがこのトレーニングの目的なのです。

重要なのは筋肉の柔らかさ

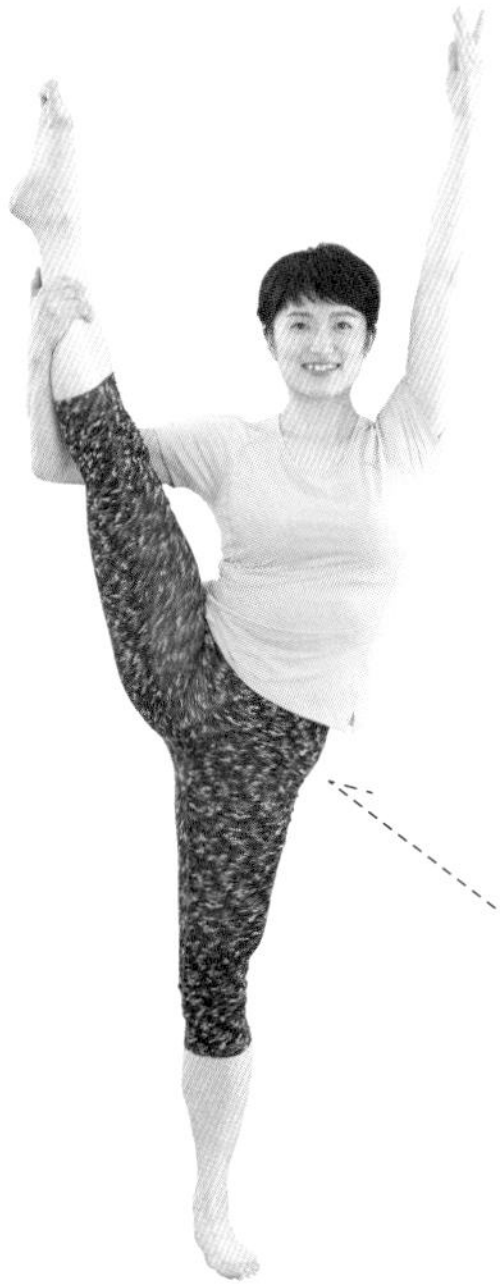

関節の柔らかさ

関節が柔らかいからといって、ケガをしにくいとは限らない。お尻が使えていないと末端の筋肉に負担がかかり、ケガをしやすい

痛め方によるケガの違い

ほかの選手のスライディングなど、接触を受けたことによる足の痛み → **ケガ**

自分のフォームで特定の部分にくり返し負担をかけることによる痛み → **スポーツ障害**

お尻リトレーニングで防ぐのはこっち！

Sec.
4

同じフォームでも使う筋肉は人により違う

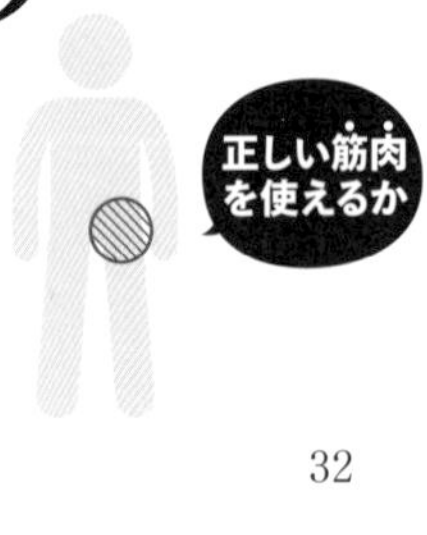

テレビなどで紹介されている体操をやってみて、膝などを痛めた経験をもつ人もいるでしょう。紹介されている体操やフォームが間違っているというわけではありません。しかし、形だけをまねして一所懸命やっても、正しい筋肉が使えていないとかえって体を痛めてしまう可能性があります。また、そもそも体を痛めている人は、トレーニングを行ってよい段階とはいえません。

一般的に正しいフォームというものは確かに存在します。しかし、体は人それぞれです。骨格の大きさ、筋肉の大きさや使い方、これまでケガした箇所なども異なります。

つまり、正しいフォームがすべての人に効果的であるわけではなく、人によっては、かえって間違った筋肉に力が入ってしまうこともあるのです。大切なのは、**そのトレーニングで使うべき筋肉を知り、自分が正しい筋肉を使えているかを確認することです。**

使う筋肉は人それぞれ

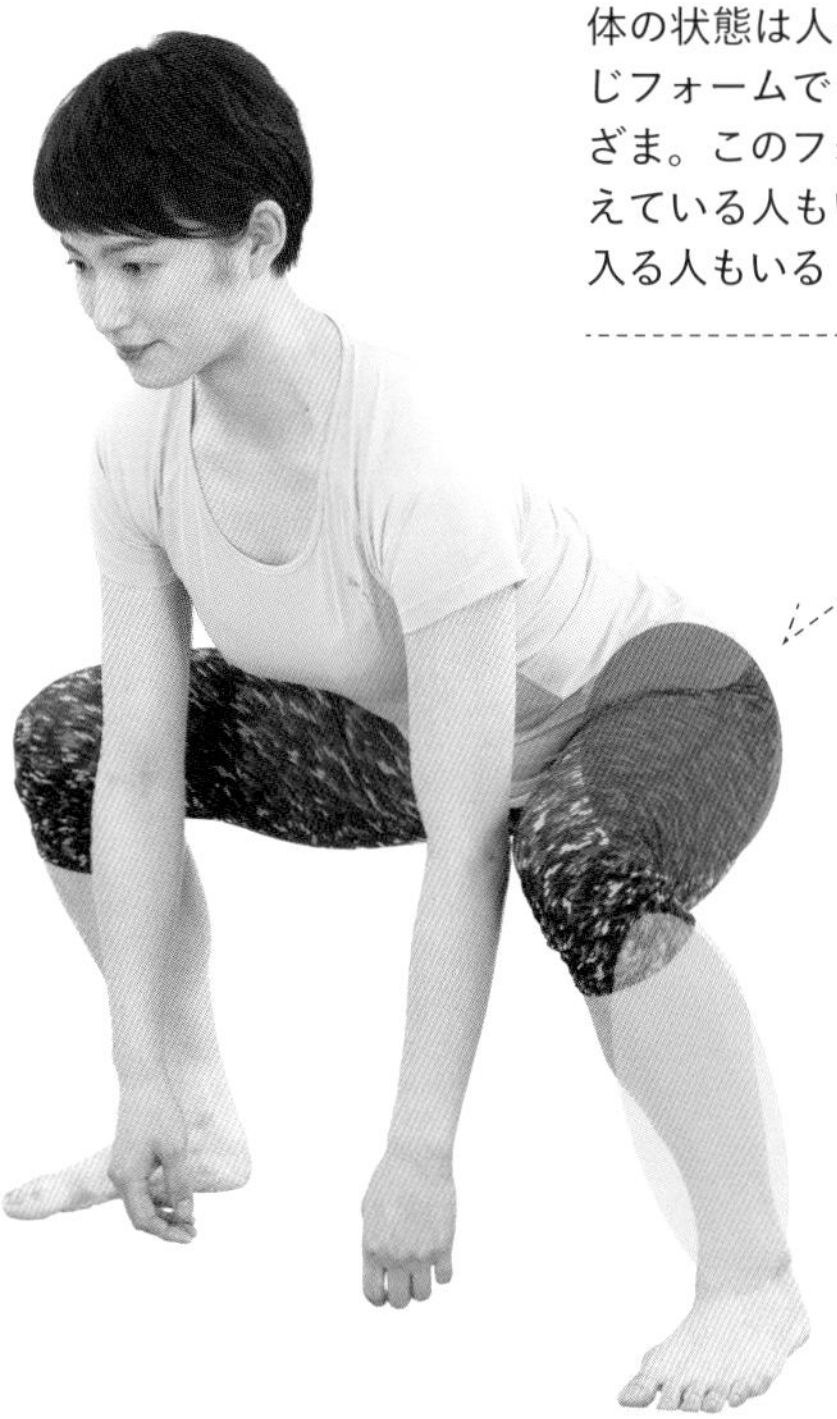

使える筋肉

体の状態は人それぞれのため、同じフォームでも使える筋肉はさまざま。このフォームでもお尻が使えている人もいれば、スネに力が入る人もいる

ワンポイントアドバイス

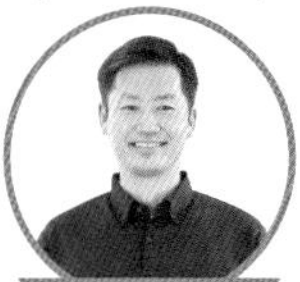

村上先生

フォームの正しさよりも、使っている筋肉の正しさを確認しましょう

Sec.
5

トレーニング中も呼吸をして筋肉を緩める

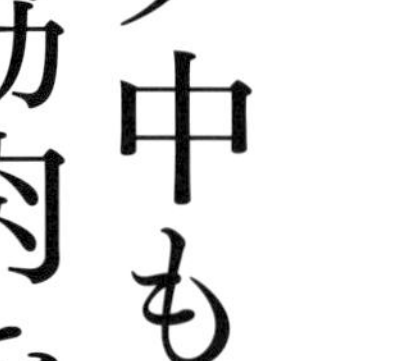

トレーニング中に呼吸が止まってしまう人はたくさんいます。しかし、呼吸はトレーニングにおいて基本中の基本です。呼吸をしないと、筋肉が硬くなってしまったり、正しい筋肉に力が入りづらくなってしまったりするからです。

よい選手の筋肉は、寝ているときはマシュマロのように柔らかく、力を入れたときだけ硬くなりますが、これが理想的な筋肉です。また、ゴルフなどでも、力んでしまっているときには打ったボールも伸びず、リラックスしているときにこそ最大のパフォーマンスが発揮されます。つまり、**緊張で硬くなった筋肉は、呼吸で緩ませる必要があるのです。**

どうしても呼吸を忘れがちになってしまう人は、トレーニング中に数を数えてみましょう。声を出すと力みにくくなります。たとえば部活動でも、ランニング中に声出しをすることがありますが、呼吸をしやすくなるという点でとても理にかなっています。

呼吸を止めると筋肉が硬くなる

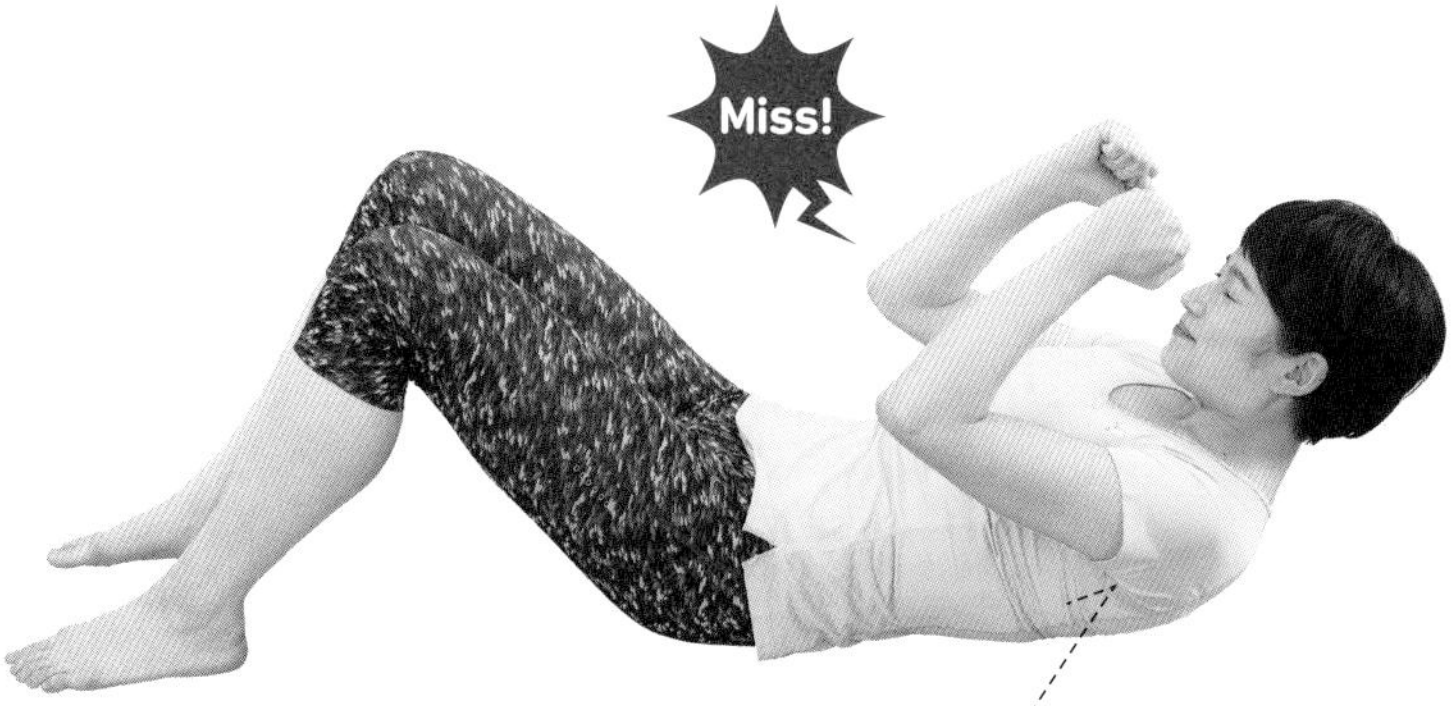

呼吸を止めない

呼吸をせずにトレーニングをすると硬い筋肉がついてしまう。パフォーマンスを発揮しにくいだけでなく、ケガもしやすくなる

力まない

力んでしまうと首が硬くなり呼吸ができない

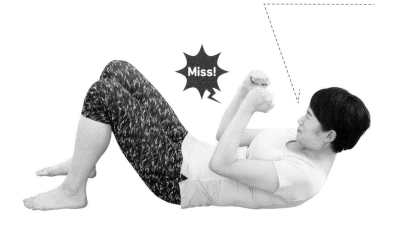

Sec.
6

トレーニングの回数はやればやるほどよい？

基本的にトレーニングは何回やっても問題ありません。しかし、正しい筋肉に力が入っていることが大前提です。

たとえば、スクワットを10回やると決めて、しっかり10回お尻が使えていれば、それはよいトレーニングです。しかし、適当に１００回と決めて、70回目くらいから疲れてきて、ふくらはぎなどお尻以外の筋肉に力が入ってきたり、肩が凝ってきたりするようならやめたほうがよいでしょう。**無駄に多くやっても、肩こりを引き起こし、ふくらはぎを硬くする悪いトレーニングになりかねません。**

極端なことをいうと、お尻の筋肉に力が入ってさえいれば、たった5回のスクワットでも効果はあります。しかし、いきなりスクワット１００回をやるのは難しいでしょうから、できる範囲で行うのがよいでしょう。つまり、量よりも質が大事です。

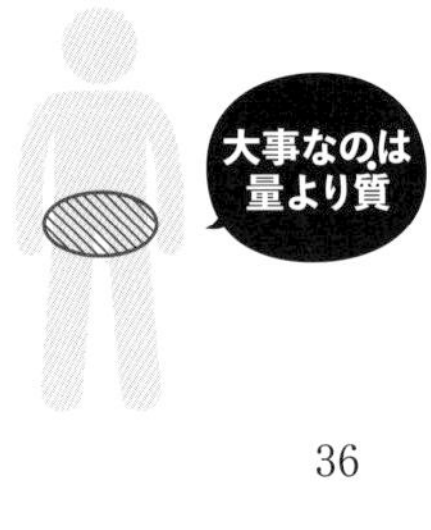

トレーニングの回数は少なくてよい

GOOD

10回だけやると決めて、10回すべてお尻に力が入っていることが実感できた

BAD

スクワットを100回やるが途中でバテてしまい、70回目くらいからふくらはぎやももに力が入ってしまった

トレーニングの際のポイント

1 少ない回数から始める

トレーニングは無理のない頻度、回数で行う。無茶な回数はケガにつながってしまう

2 すぐに効果が現れなくても続ける

すぐに効き目があるトレーニングはない。まずは継続して行うことが重要

Sec.
7

はじめは週に2日のトレーニングで十分

前ページでも説明したように、正しくお尻を使えているトレーニングであれば、何回やっても構いません。しかし、はじめのうちは難しいので、まずは週に2回のトレーニングをおすすめしています。なぜなら、あまりに多い回数だと続かないからです。そのため、最低限という意味でも、週に2回で十分です。もちろん、お尻に正しく力が入っているという前提つきです。

慣れてきて回数を増やす場合でも、**同じ個所は連続してトレーニングしないほうがよいでしょう**。使った筋肉の回復には2日以上かかるといわれているからです。毎日トレーニングするなら、下半身と上半身で分けるなどして交互に行うことをおすすめします。

ものごとを継続して行おうとしても、3日坊主で終わってしまうことはよくあります。そのため、途中で挫折しないでトレーニングを続けるためには、繰り返しになりますが、

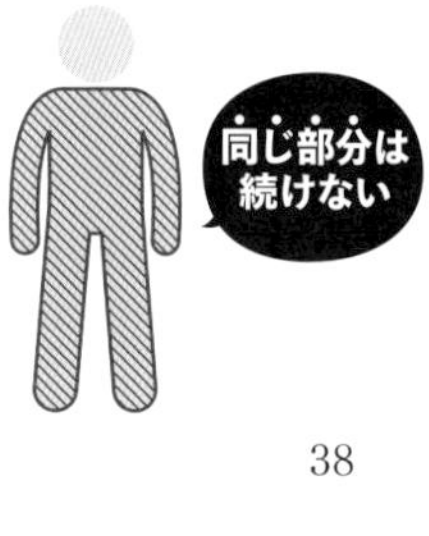

トレーニングの回数は週2回

トレーニングは毎日休まずやることがよいとは限らない

- 使った筋肉の回復には2日以上かかる
- あまり多い回数から始めると続けるのが難しい
- マンネリ化して精神的にも疲労してしまい、成果が実感できなくなる

↓

はじめは週2日で十分！

最初は10回でもかなり体力を使うため、1日5回を週2日から始めるとよい

呼吸を忘れないよう休憩を挟む

はじめは数回やるだけでも体力を使うため、呼吸を忘れがちになる。呼吸をしないと硬い筋肉がつくため休憩を挟みながら行うとよい

まずは週に2回程度から始めるのがよいでしょう。トレーニングを継続的に行う場合には、筋肉を休ませる必要があります。

トレーニング中も休憩を挟みながら行う

また、勉強でも仕事でも、同じことを毎日やるとだんだん行き詰まってくるものです。そうなると、精神的にも疲労してしまったり、成果が実感できなかったりして、継続することが難しくなってしまいます。そういうとき、一度頭を空っぽにしてから臨んだほうがスッと頭に入ってきたり、よいパフォーマンスを出せたりするものです。このことはトレーニングの場合も同じで、**一度筋肉をリセットする時間を設けたほうが定着しやすくなります。**

また、トレーニング中も休憩を挟みながら行うのがよいでしょう。というのも、はじめのうちは呼吸を忘れがちになり、力んで筋肉が自然と硬くなってしまうので、スクワットを10回やるだけでも意外と大変だからです。特に、休みなしに行う場合、10回スクワットをした後、すぐにまた10回やるというのは体的にかなり厳しいでしょう。ですから、最初はたとえば5回ずつでもよいのです。

このように、無理せず行うことが、3日坊主にならずトレーニングを続けるコツです。

第3章では実際にトレーニングを紹介していきます。フォームの確認やトレーニングの回数については66ページを参照してください。

第3章

「基本」の
お尻Reトレーニング

お尻を鍛えるトレーニングとしてスクワットを紹介します。
スクワットにもさまざまなやり方がありますが、重要なのは
お尻が使えているかどうかです。

Sec.
1

スクワットが基本かつ最適なトレーニング

お尻を鍛えるトレーニングは、スクワット以外にもランジやヒップアブダクションなどいろいろあります（第5章参照）。しかし、具体的にどのようなトレーニングなのか知らないという人も多いでしょう。その点、スクワットはやったことある人も多いのではないでしょうか。そういう意味で、最初のトレーニングとして取り組みやすいといえます。

また、スクワットのよいところは両方のお尻を同時に使えるところです。左右分けてやる必要がないので、少ない回数で始められます。

まずはスクワットでお尻に力が入る状態をつくることを意識しましょう。スクワットでお尻の筋肉が使えるようになると、歩くときや階段を上り下りするときなどにもお尻を使えるようになっていきます。

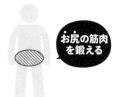

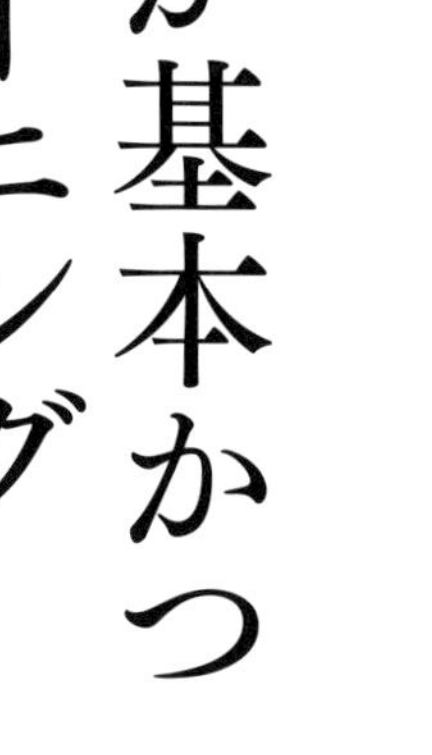

スクワットでお尻を鍛える

スクワットが最適

お尻を使うトレーニングのなかでも馴染みが深いスクワット。左右のお尻の筋肉を同時に使うことができる

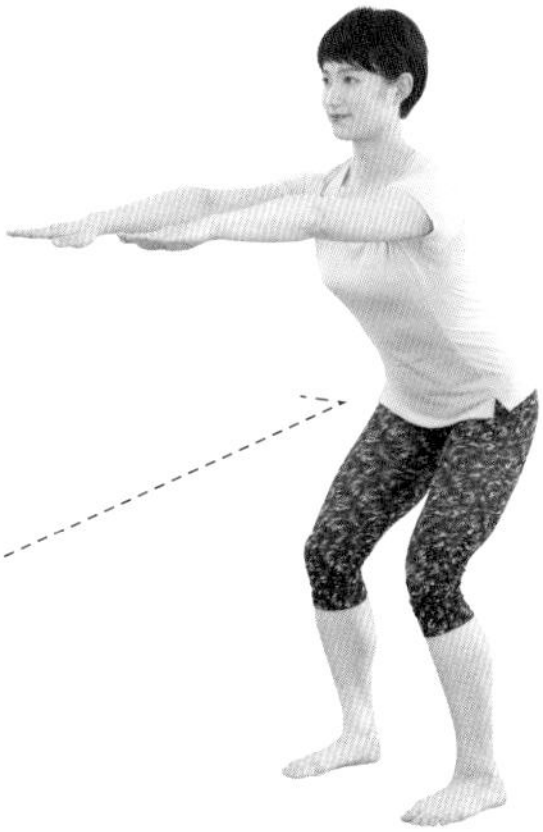

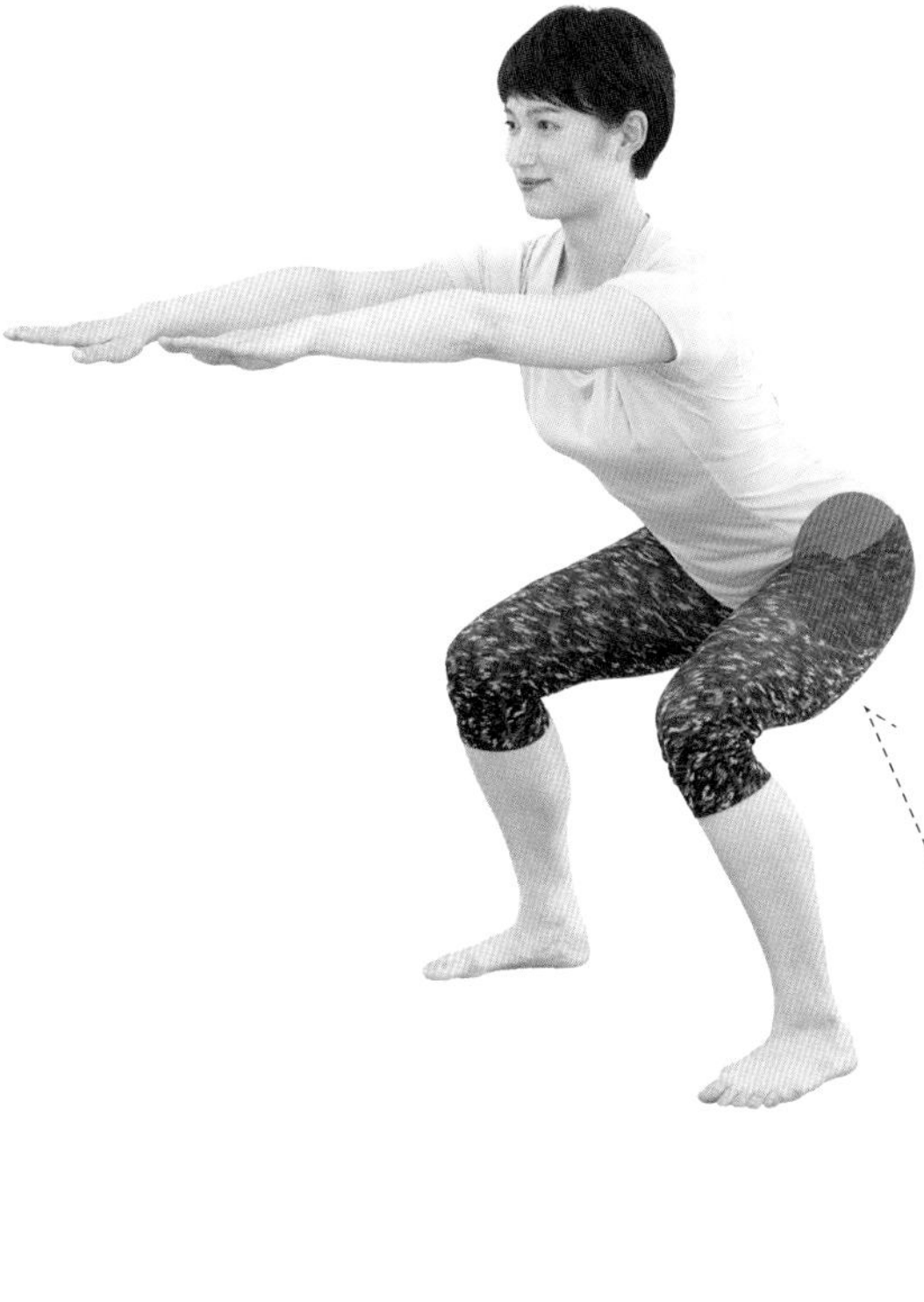

お尻に力が入るか

まずはお尻に力が入ることを意識する。スクワットでお尻が使えれば、日常の動作でも使えるようになる

Sec.
2

スクワットにもいくつか種類がある

単にスクワットといっても、いくつか種類があります。大きく分けると足の間隔が狭い「ナロースクワット」と、間隔が広い「ワイドスクワット」の2種類です。さらにそれぞれ、膝を90度まで曲げる「ハーフスクワット」と最後まで曲げきる「フルスクワット」に分けられ、計4種類です。

ナローよりワイドのほうがお尻に力が入りやすく、ハーフよりフルのほうが負荷が増します。

スクワットの種類①

ナロー・ハーフ

足の間隔が狭めで、膝を90度まで曲げるスクワット。負荷が小さい

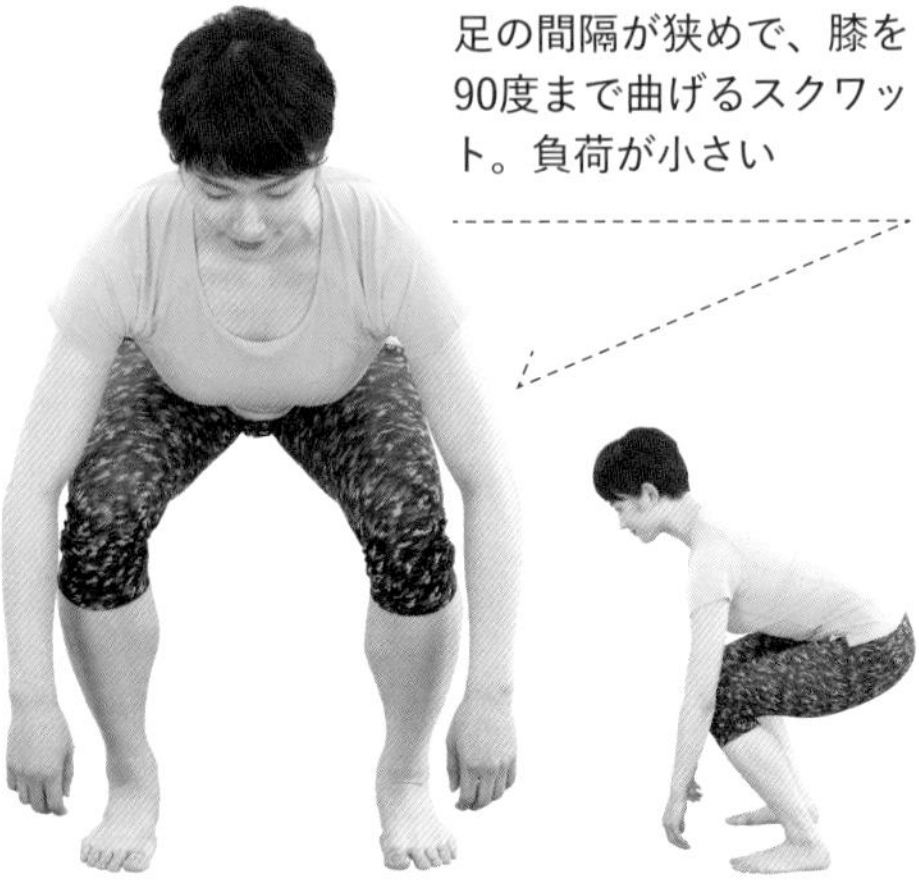

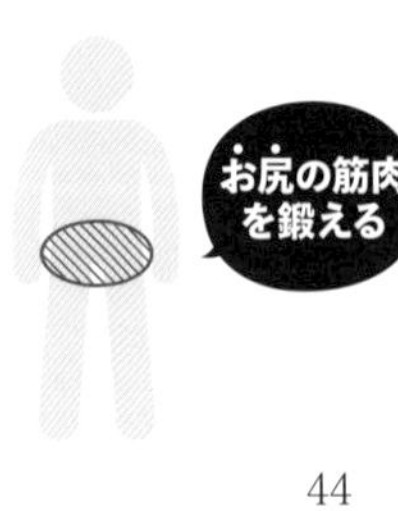

スクワットの種類②

ナロー・フル

足の間隔が狭めで、膝を曲げきるスクワット。ハーフスクワットより負荷が大きくなる

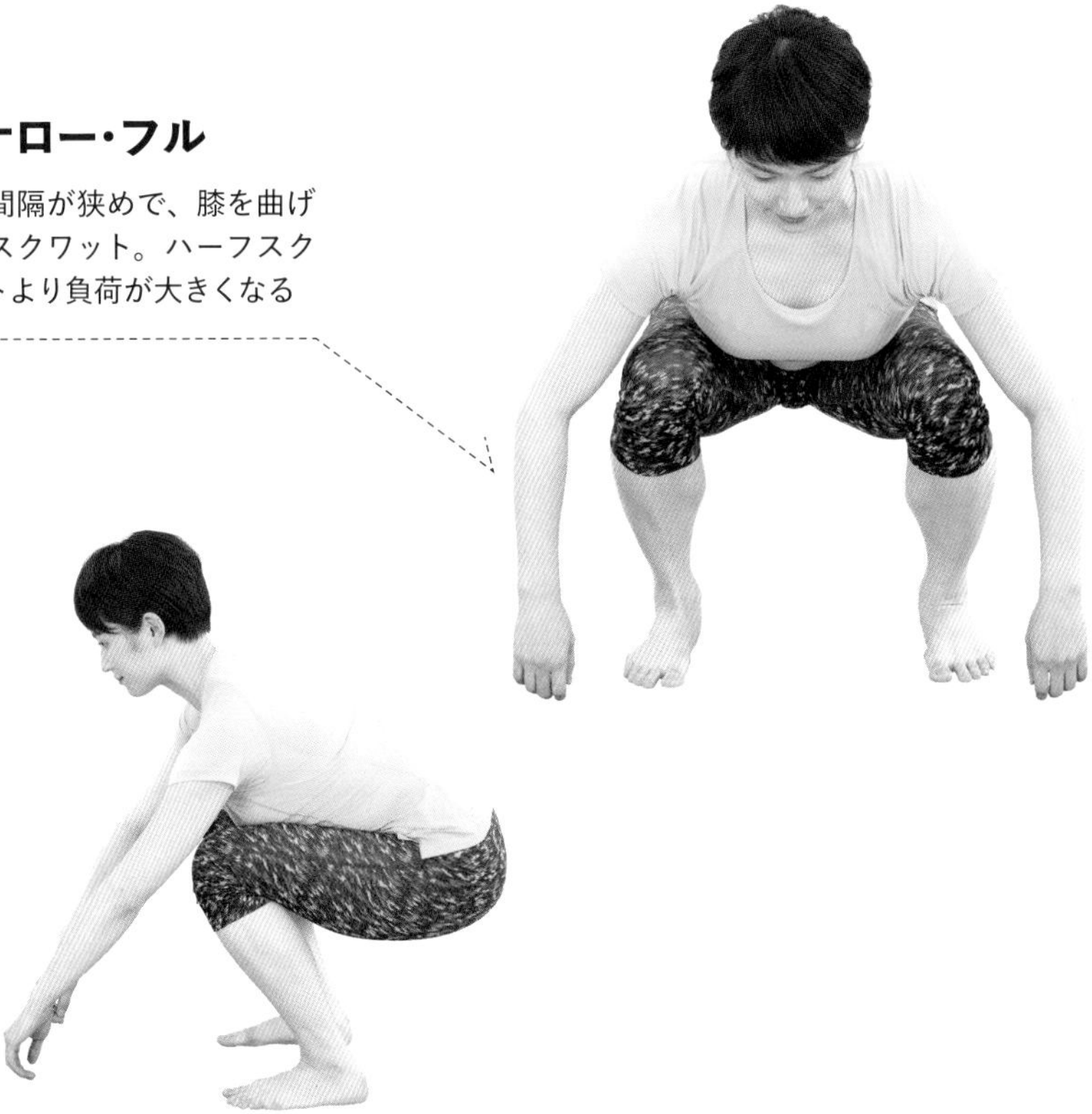

ナロースクワットは主にももを鍛えるトレーニングなので、お尻は鍛えにくいです

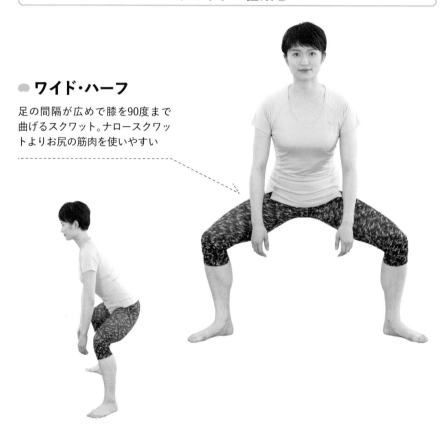

スクワットの種類③

ワイド・ハーフ

足の間隔が広めで膝を90度まで曲げるスクワット。ナロースクワットよりお尻の筋肉を使いやすい

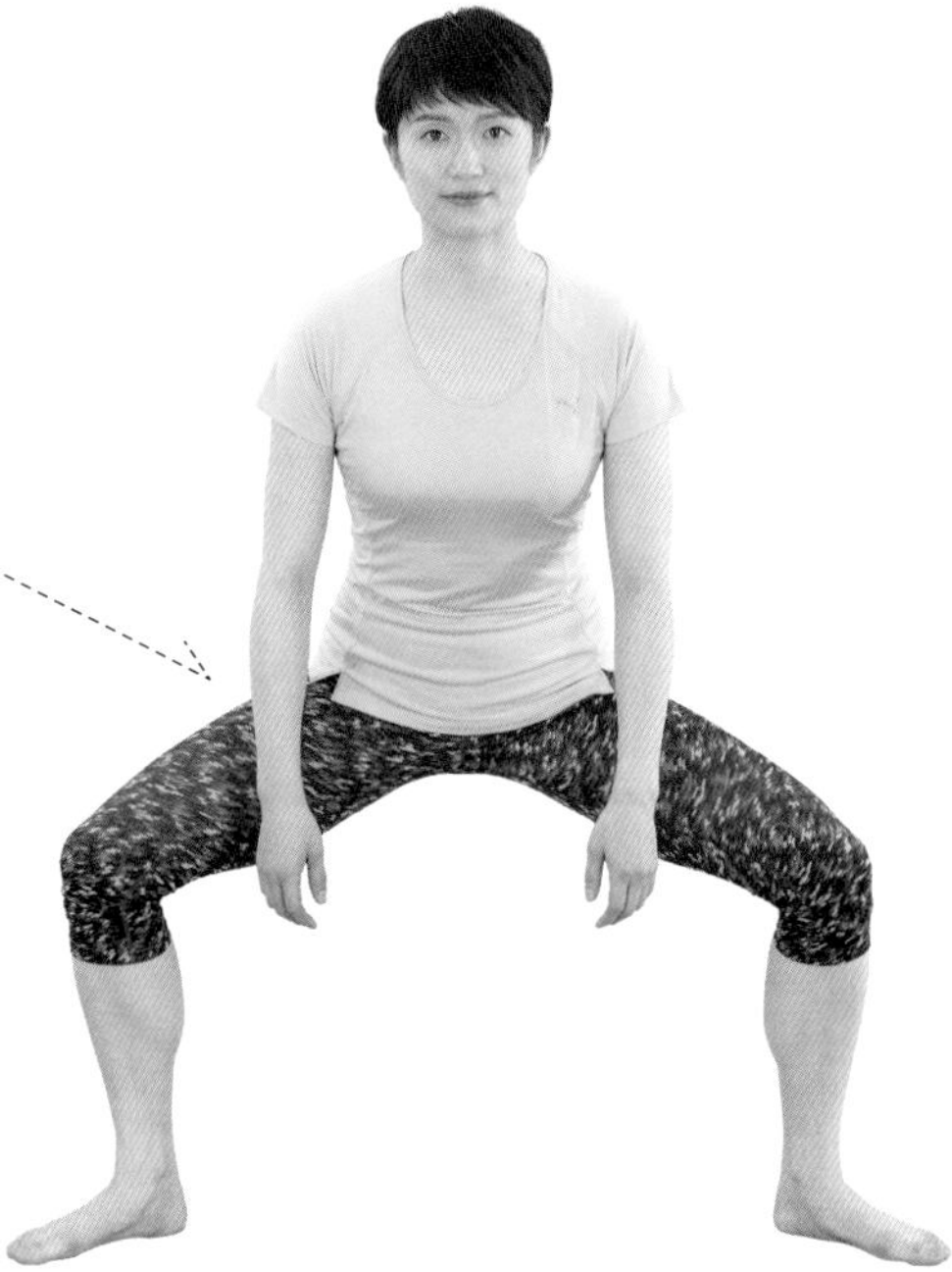

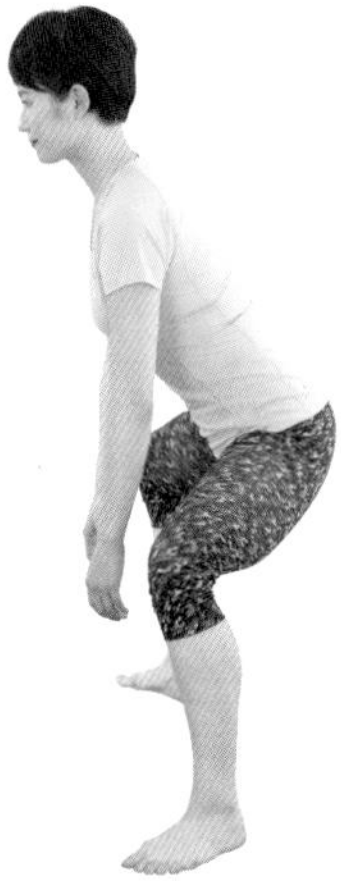

ワンポイント
アドバイス

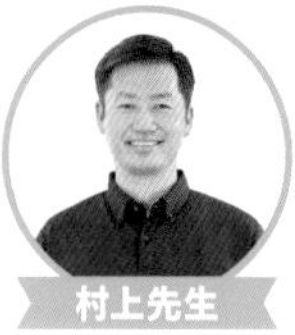

村上先生

フルのほうがお尻が使いやすいですが、痛い人は無理せずハーフで鍛えましょう

スクワットの種類④

ワイド・フル

足の間隔が広めで膝を曲げきるスクワット。お尻への負荷がより大きくなるため、4種類のうちもっともお尻を使える

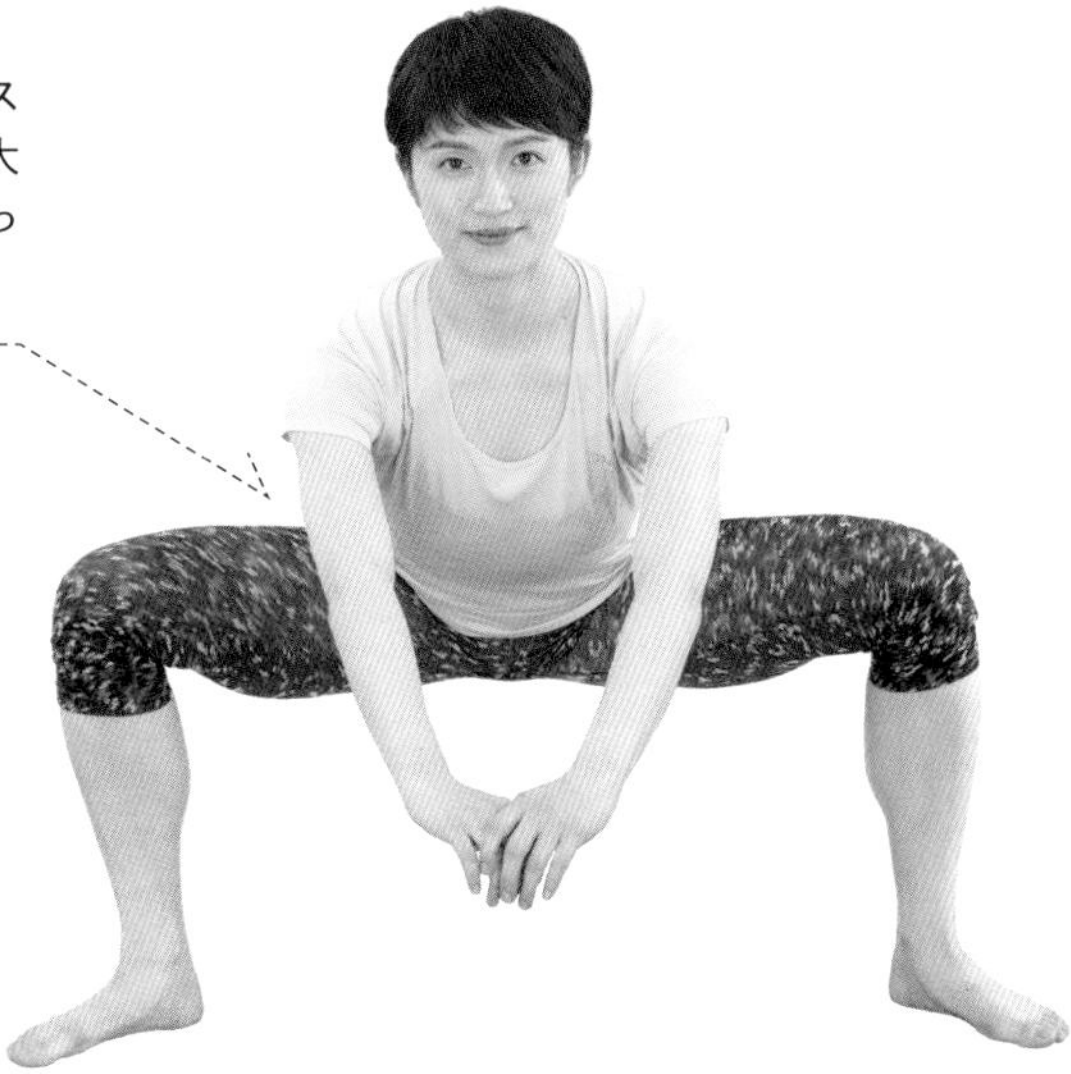

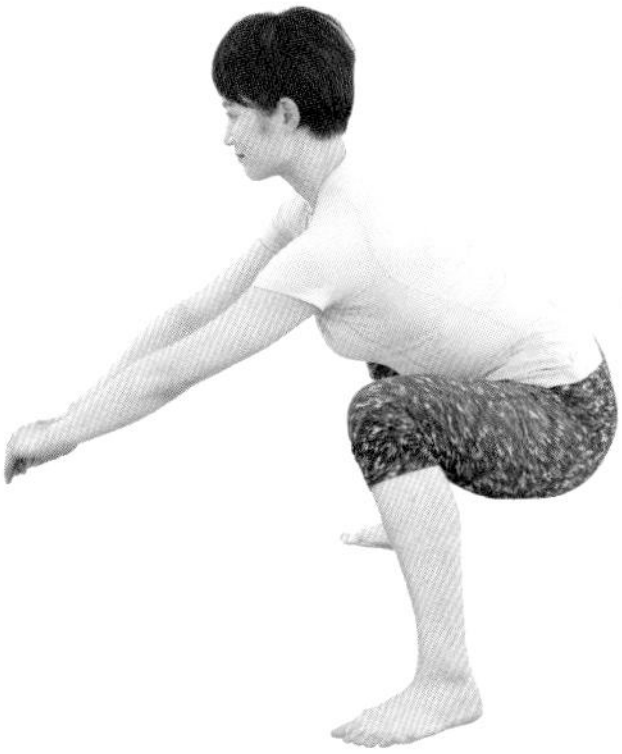

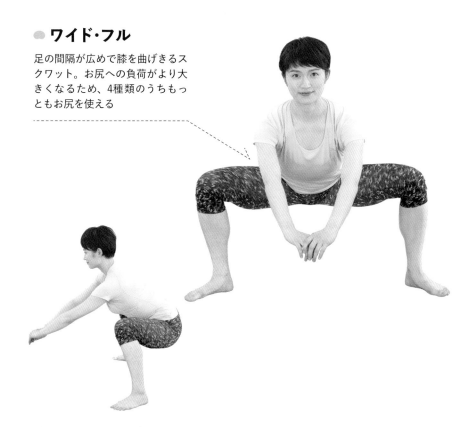

ワンポイント
アドバイス

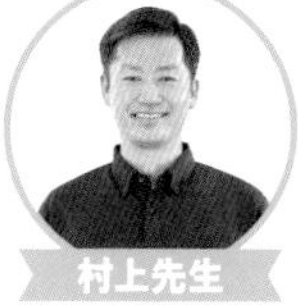

村上先生

腕の力は抜きましょう。自信のない人は椅子などにつかまりながらでも大丈夫です

Sec.
3

まずはどの筋肉が使えているか確認

それでは、44ページで紹介した方法で、スクワットをやってみましょう。ナロースクワット、ワイドスクワットそれぞれやってみてください。できる人はハーフだけでなく、フルでやってみましょう。

どの筋肉が使えていますか？　どこかしらに力が入り筋肉が使えているというのが感じられるはずです。このとき、**腰からももの上部当たりの範囲が使えていれば、体のバランスがよく、よい部分に力が入っています。**

しかし、多くの人は膝の上からももの前面の筋肉、あるいはふくらはぎやスネの筋肉にしか力が入っていないということもあるでしょう。また、ナロースクワットより、ワイドスクワットのほうがお尻に近い部分に力が入っていることが感じられたことでしょう。狭くするとスネやつま先などの下のほうに力が入りやすくなってしまいます。

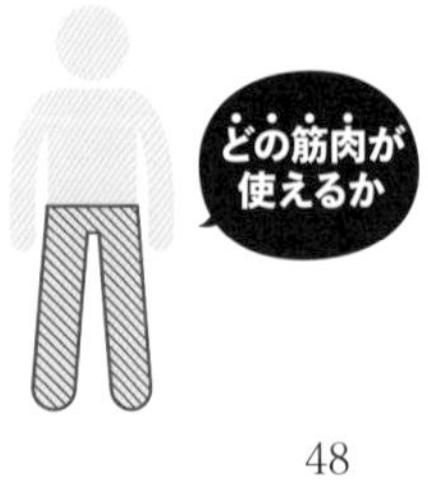

使えている筋肉を確認

使いたい筋肉

「お尻」ではなくても近い部分、目安としてラインの範囲あたりが使えていればよい

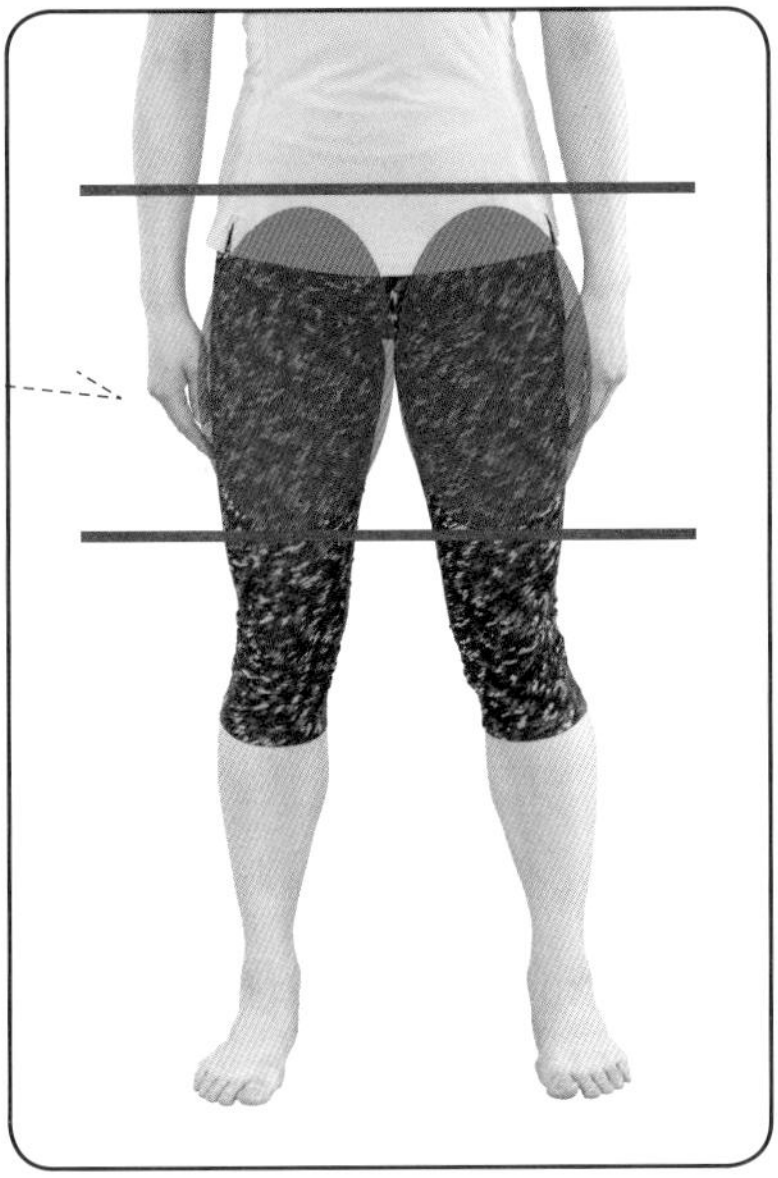

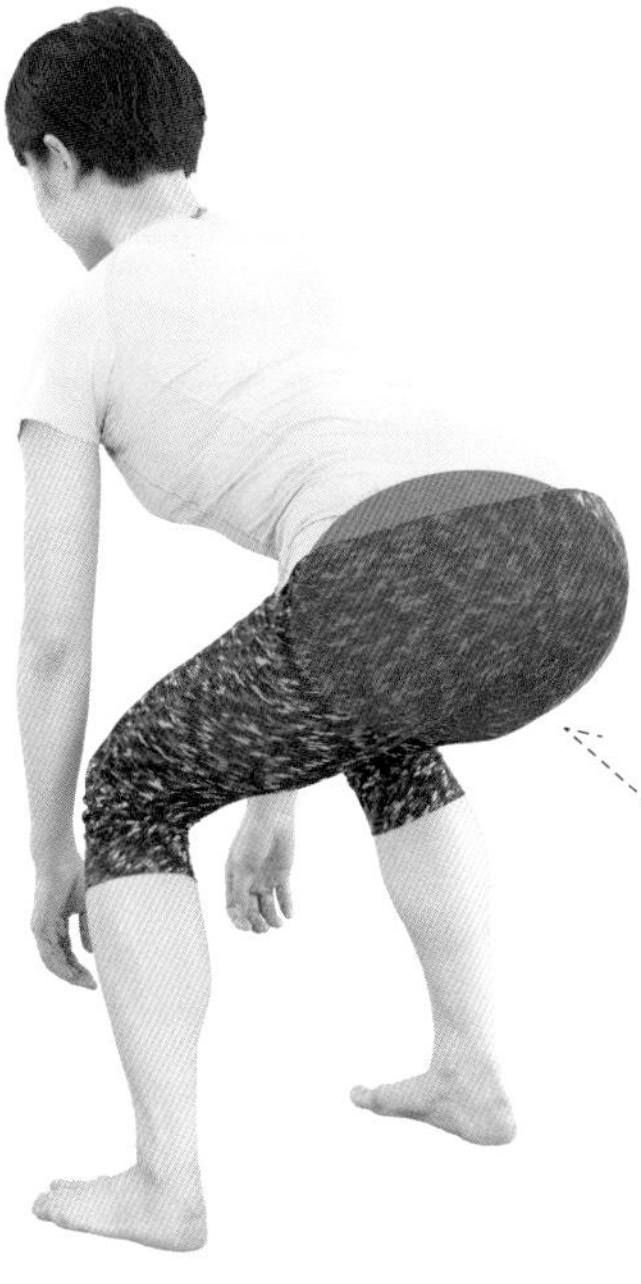

どこが使えているか

実際にスクワットしてみて、ふくらはぎ、つま先、膝、もも、お尻などのうち、どこが使えているかを感じる

お相撲さんをイメージしてもらえばわかりやすいですが、どのお相撲さんも足を広く開いていています。このほうが安定しやすく、お尻を鍛えるという点では、ワイドスクワットのほうが適しているといえます。

体のうしろ側の筋肉を使ってパフォーマンスを上げる

スクワットをももの筋肉を鍛えるトレーニングと思っている人も多いでしょう。しかし、本来はお尻も鍛えられるトレーニングなのです。

ちなみに、**ももの前の筋肉の主な役割は膝を伸ばすこと、そして、動きを止めることです**。動きを止めるときとは、たとえばサッカーで切り返したり急に止まったりするに使います。または登山の下りでも踏ん張るときに使います。

日常においても、ももの前の筋肉を含め体の前面の筋肉が動きを止める役割です。**歩いたり走ったりなど前に進むときは体のうしろ側の筋肉を使ったほうがパフォーマンスは上がる**のです。そのため、体のうしろの筋肉であり、体の重心の支点となるお尻の筋肉を使えるようにしたほうがよいのです。

スクワットをしてみてお尻が使えなかったという人は、このままスクワットをやり続けても力が入っていないので、お尻を鍛えることはできません。やみくもに回数をこなすのではなく、正しい筋肉が使えているかどうかが重要です。お尻に力が入っているかどうか意識して取り組みましょう。

お尻付近の筋肉を使う

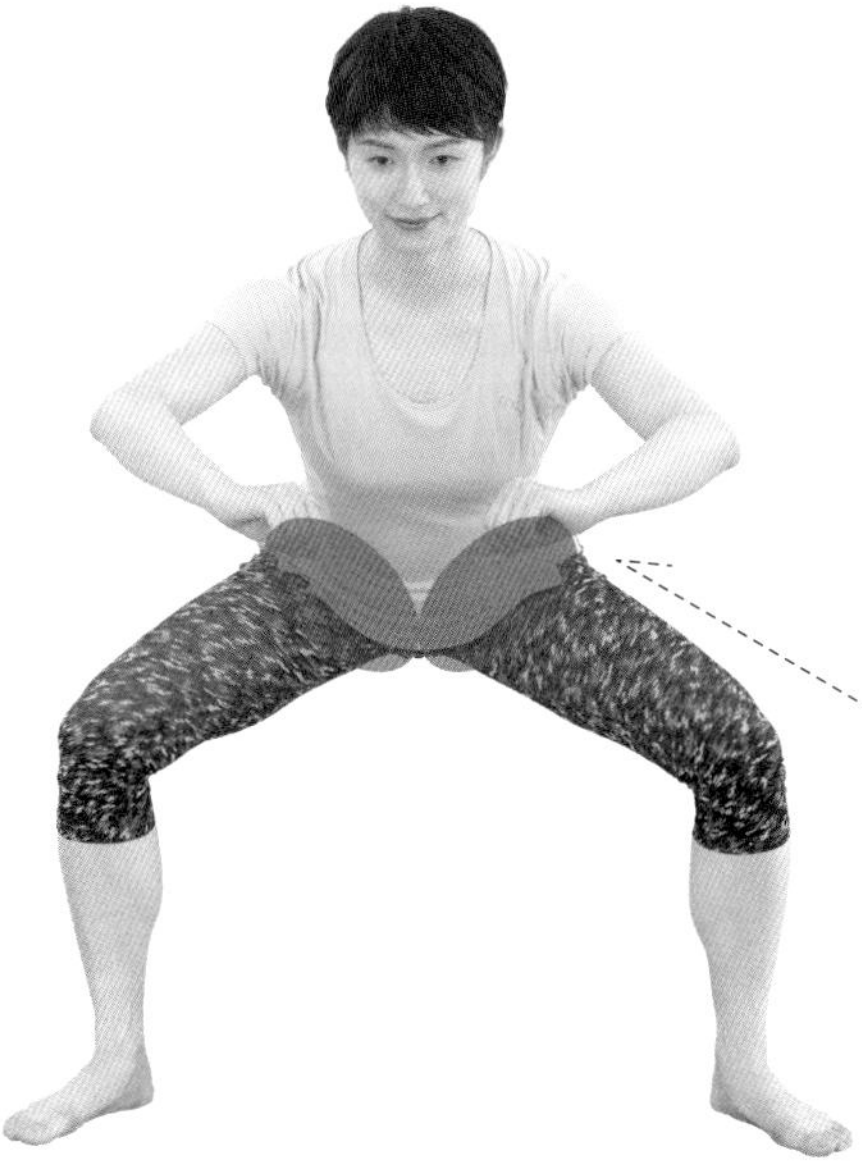

股関節に力が入る

スクワットをしているときに、お尻や股関節、ももの上部に力が入っていれば、お尻が使えているということ

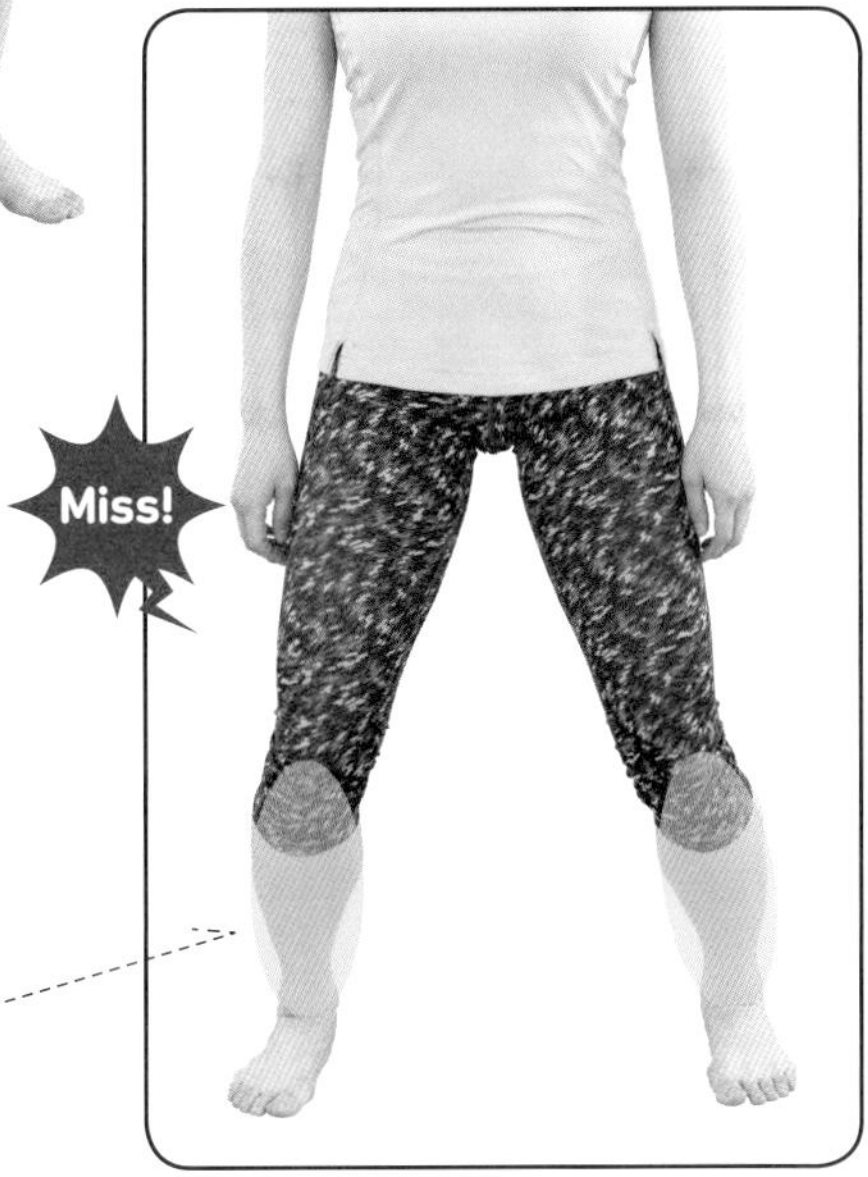

膝やスネに力が入る

膝やスネなど足の下のほうに力が入っている人は、日常的に膝から下の筋肉を使うクセがあるということ

Sec.
4

どこを意識すればお尻を使える？

スクワットをする際、どんな点を意識すればお尻が使いやすくなるでしょうか。スクワットは大きく分けて3つの関節を使います。足関節、膝関節、股関節。この関節がひとつでも動きづらいと膝を曲げるのが難しくなり、お尻の筋肉を使うことも難しくなります。

意識するポイントは大きく7つあります。

ひとつ目は**股関節から曲げる**という点です。しゃがむときは膝を曲げるイメージをもってしまいがちですが、股関節から曲げるようにするとお尻に力が入りやすいフォームになります。

2つ目は、全身に余計な力が入っていない状態にするということです。**足や腕、肩などに力んでいると、お尻は使えません。**腕はだらんと下ろした状態にするのが、おすすめです。両腕をクロスして肩をつかむようにするフォームもありますが、初心者の場合、腕に

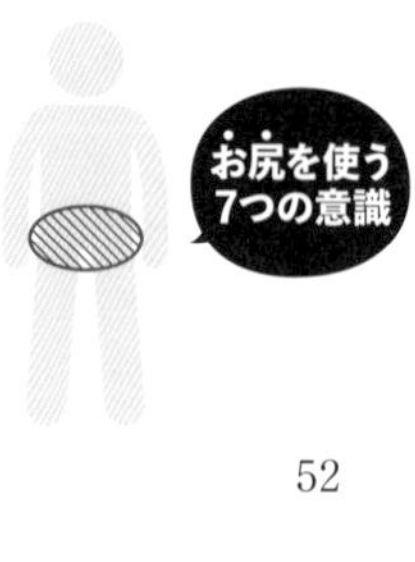

意識ポイント① 股関節から曲げる

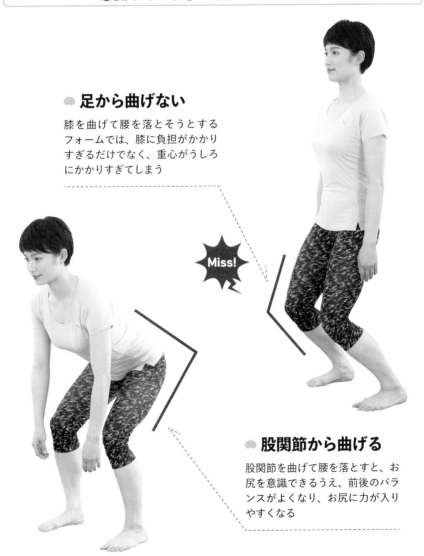

足から曲げない

膝を曲げて腰を落とそうとするフォームでは、膝に負担がかかりすぎるだけでなく、重心がうしろにかかりすぎてしまう

股関節から曲げる

股関節を曲げて腰を落とすと、お尻を意識できるうえ、前後のバランスがよくなり、お尻に力が入りやすくなる

意識ポイント②　全身の力を抜く

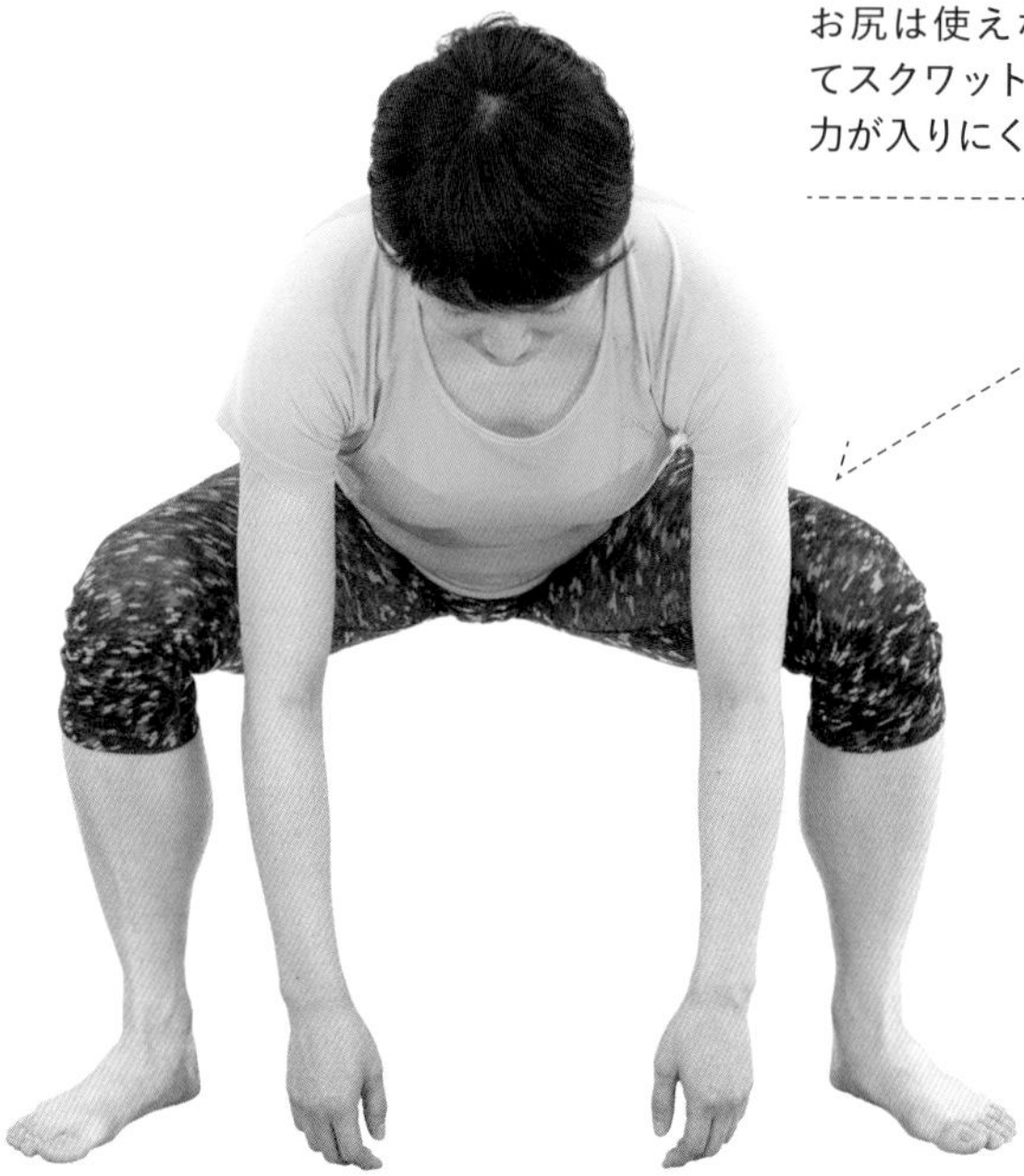

力を抜く

腕、肩などに力んでいると、お尻は使えない。腕を下げてスクワットすると、余計な力が入りにくい

ワンポイント
アドバイス

腕を下げるのは力を抜くことが目的なので、無理に下に伸ばす必要はありません

意識ポイント③　上体を起こさない

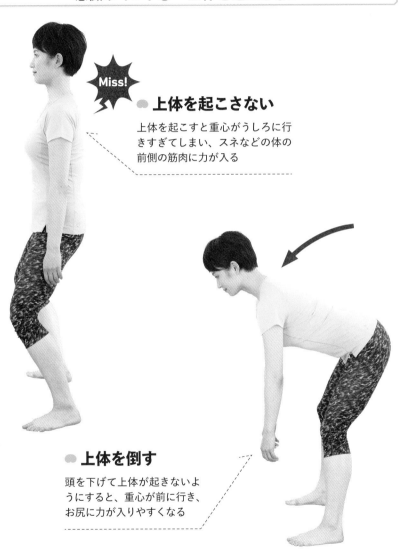

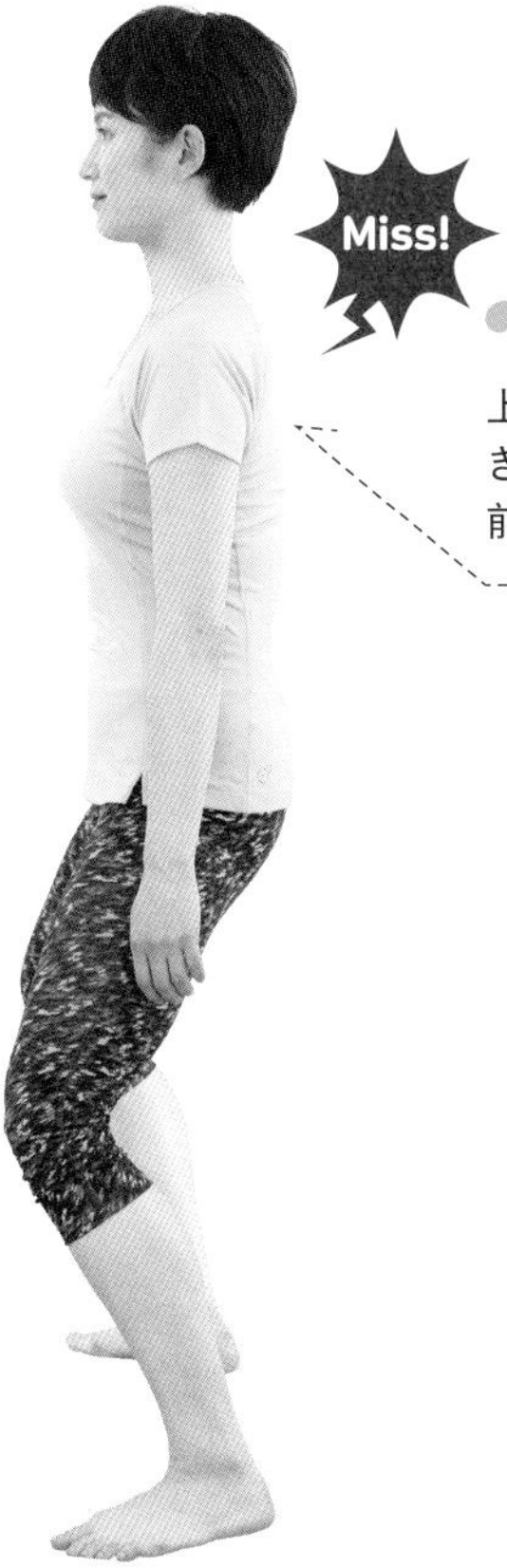

上体を起こさない

上体を起こすと重心がうしろに行きすぎてしまい、スネなどの体の前側の筋肉に力が入る

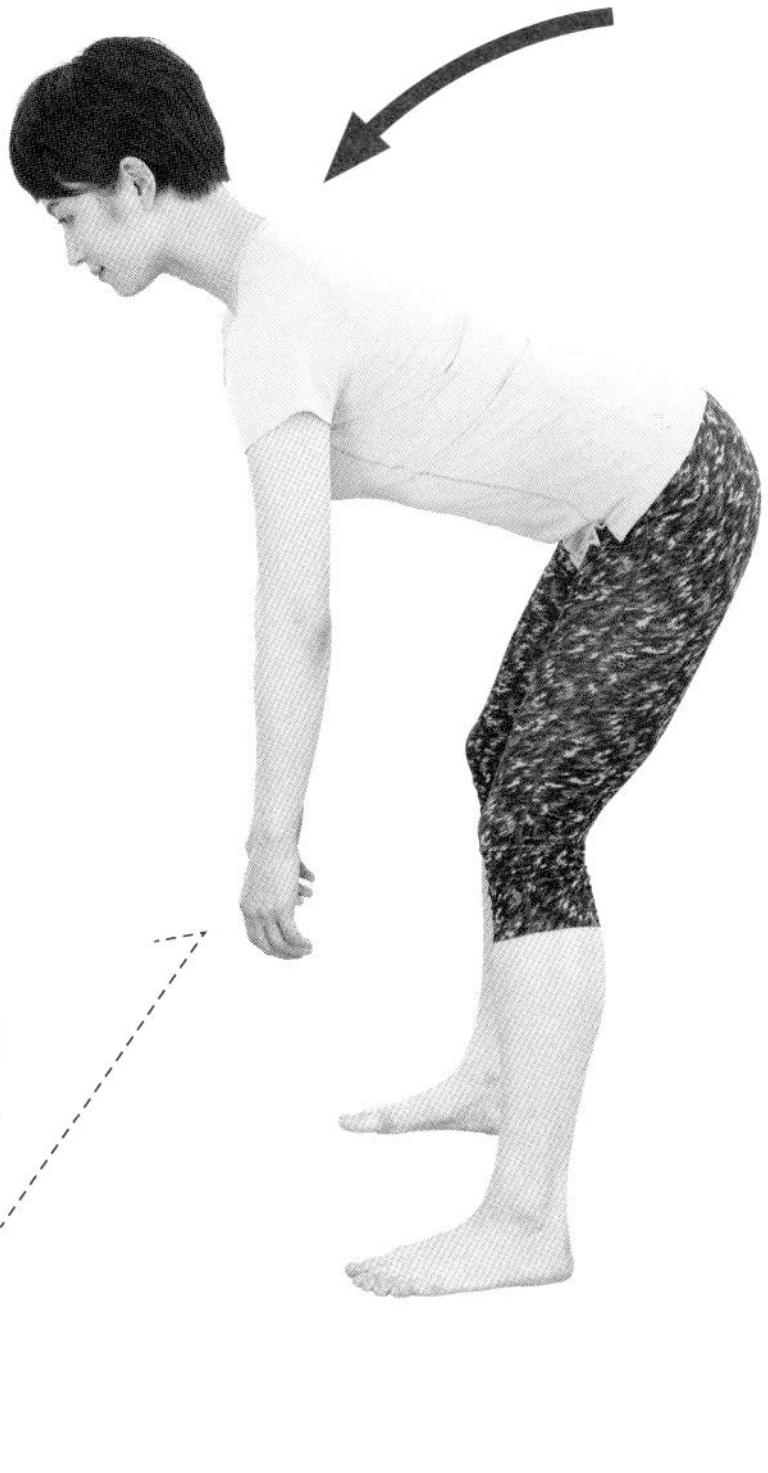

上体を倒す

頭を下げて上体が起きないようにすると、重心が前に行き、お尻に力が入りやすくなる

力が入りやすくなってしまうので、まずは下ろしてやってみるとよいでしょう。

上体を起こさないようにする

3つ目は、上体を起こさないようにするという点です。上体をまっすぐに起こしてスクワットをすると、重心がうしろになります。重心がうしろになるとうしろに倒れないように、膝やスネなどの前側の筋肉で踏ん張ることになり、お尻に力が入りません。そのため、頭を前に出して、上体を倒すようにしてスクワットをしましょう。そうすると、**重心が前のほうに移るため、うしろの筋肉、つまりお尻が使えるようになるわけです。**

4つ目が、つま先を内側に向けすぎないという点です。32ページで、正しく使うべき筋肉を知る、つまりお尻が使えるならフォームは人それぞれでよいと説明しましたが、やはり、お尻に力が入りやすいフォームというものは存在します。つま先を内側に向けようとすると、それだけ足首や膝に力が入りやすくなってしまいます。とはいっても、外側に向けすぎても逆に力が入ってしまうので、適度に外側に向けるのがよいでしょう。

5つ目は、腰を丸めないという点です。体が柔らかい人はスクワットで腰を落としてくと腰が丸くなっていき、お尻が床につきそうになります。このフォームでは腰や膝を痛める可能性があるので、腰を伸ばすようにスクワットしましょう。

6つ目は、膝を内側に入れないという点です。膝が内側に入ると膝に力が入ってしまいます。これは、3つ目のつま先とも連動しています。足の幅を広げ、つま先をそれに合わ

意識ポイント④　つま先を内側に向けない

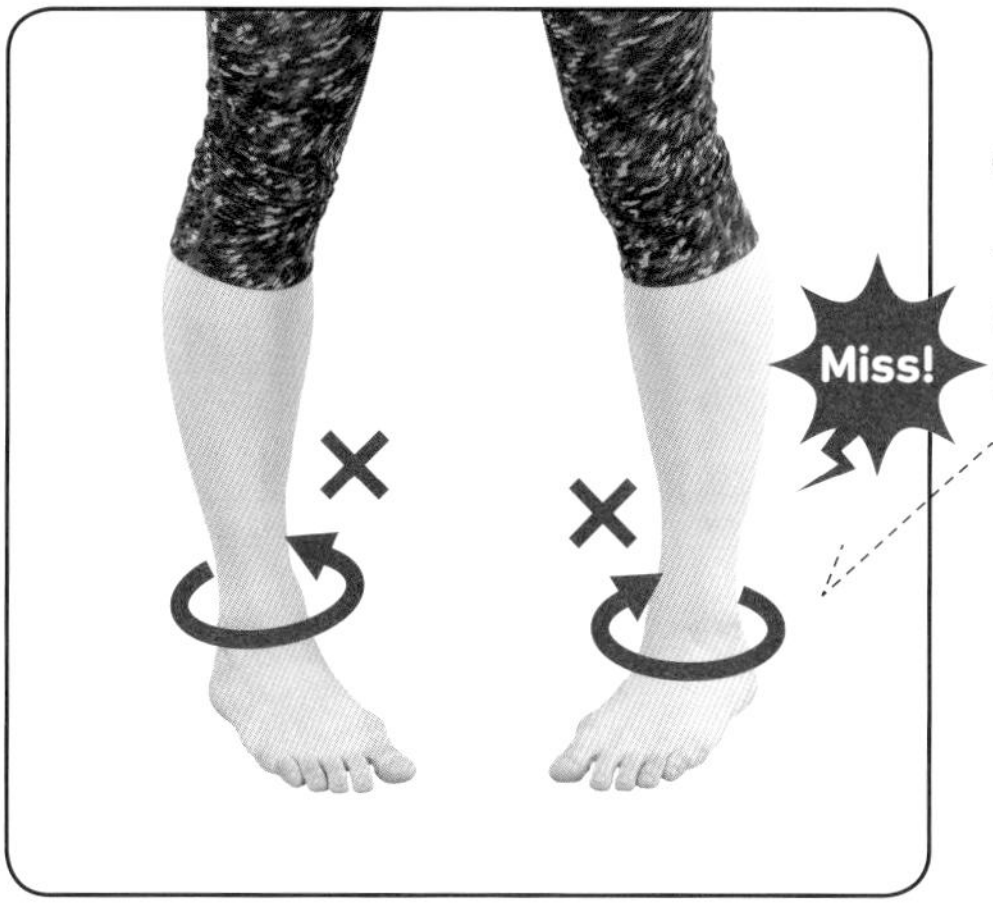

つま先を内側にしない

つま先を内側に向けようとすると足首に力が入ってしまう。ただし、逆に外側に向けようとしすぎても力が入る

つま先を外側に向ける

つま先を適度に外側に向けると、安定するためお尻に力が入りやすくなる。無理に開く必要はない

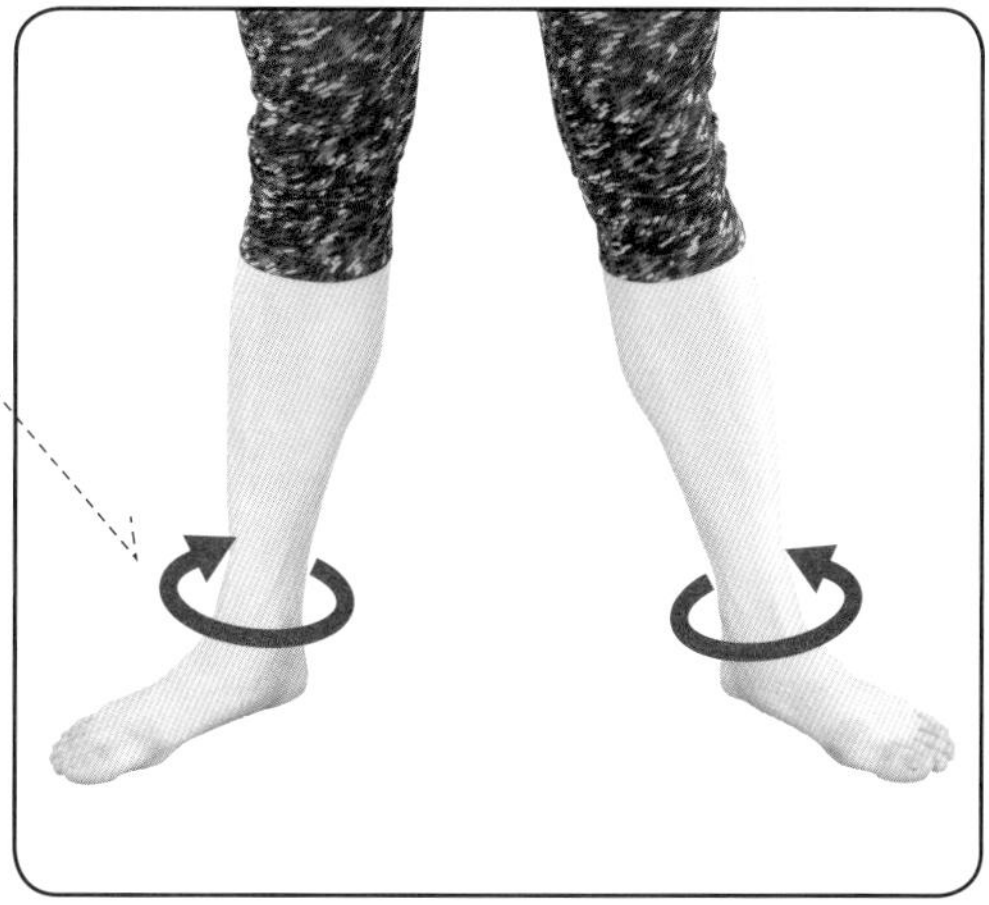

意識ポイント⑤　腰を丸めない

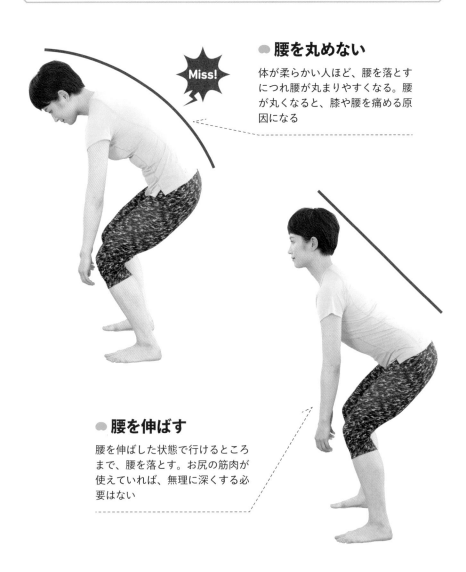

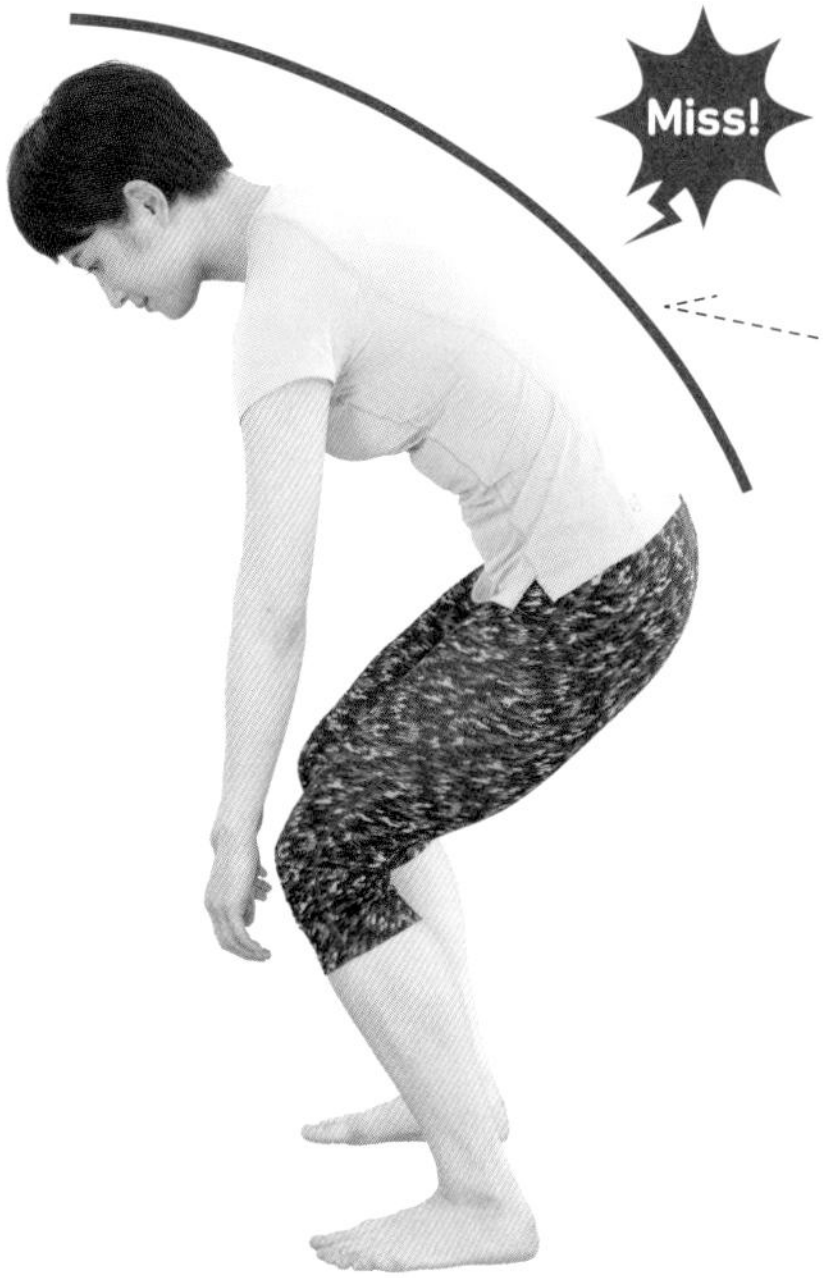

腰を丸めない

体が柔らかい人ほど、腰を落とすにつれ腰が丸まりやすくなる。腰が丸くなると、膝や腰を痛める原因になる

腰を伸ばす

腰を伸ばした状態で行けるところまで、腰を落とす。お尻の筋肉が使えていれば、無理に深くする必要はない

意識ポイント⑥ 膝を内側に入れない

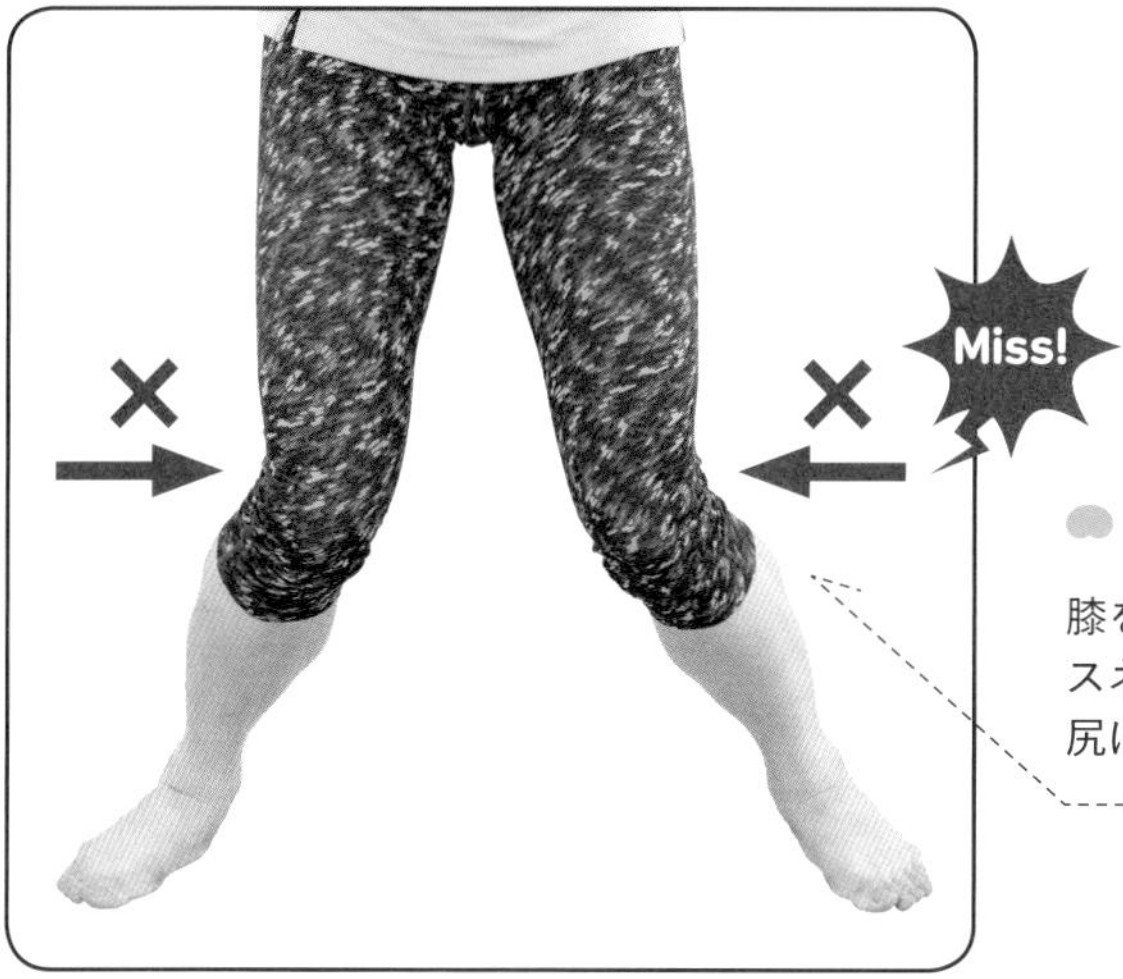

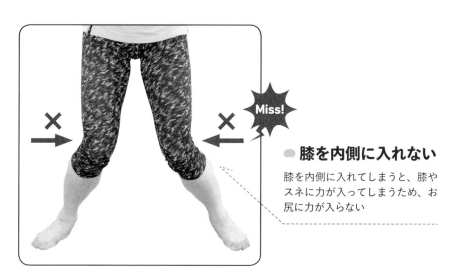

膝を内側に入れない

膝を内側に入れてしまうと、膝やスネに力が入ってしまうため、お尻に力が入らない

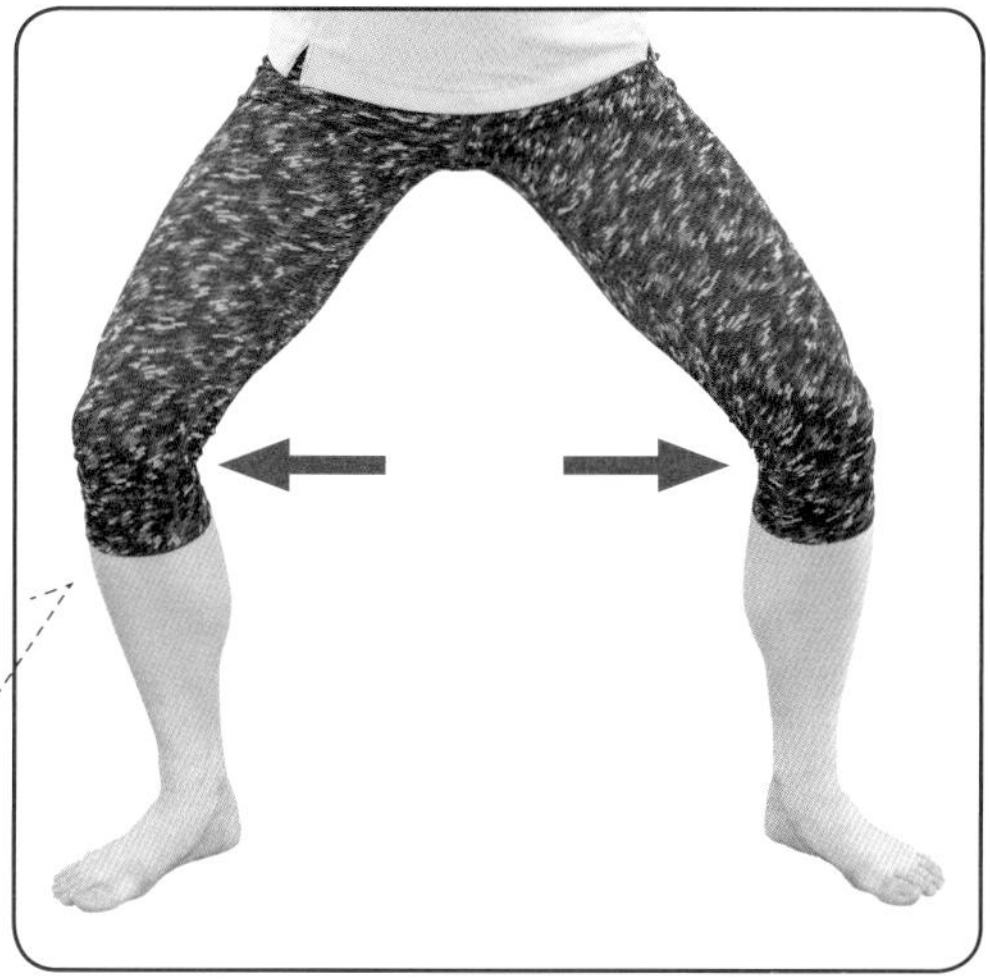

膝を外側に向ける

膝を外側にして腰を落とすとお尻に力が入りやすい。足の幅を広げてつま先を外に向けると、自然と膝も外を向く

せて外側に向けるようと意識すると自然と膝も外側に向きます。むしろ、その状態で膝を内側に入れるのはつらい体勢になるので、全身に余計な力が入っていない状態にはならないでしょう。お尻を使うために、脚は「外」を意識するとよいといえるでしょう。

息を吐くときは力を入れるとき

7つ目は、呼吸です。5つ目までのフォームとしての注意点を意識すると、ついつい呼吸を忘れてしまっている人もいることでしょう。34ページでも呼吸の重要性は説明しましたが、ここでは、スクワットの際にどう呼吸するかを説明します。

呼吸のタイミングとして、まず、立っている状態から腰を落とすときに息を吸います。そして、上に持ち上げるときにゆっくり吐き出します。下に動かすときというのは、重力に逆らわない動作なので、力を入れる必要はありません。力を抜くだけです。しかし、そこから**腰を持ち上げるときは重力に逆らう動作になるので、力が必要になります**。そこで、息を吐いて力を入れるわけです。

ベンチプレスなどもそうですが、息を吐くときというのは、力を入れるときです。スクワットだと、逆に下がるときに力を入れてしまっている人がいますが、それは間違ったやり方です。力を入れるべきタイミングで、息を吐くことを意識しましょう。

はじめは余裕がないので、すべてを意識しながら回数をこなすのは大変です。回数は1日5回からでよいので、まずは正しいスクワットを身につけましょう。

意識ポイント⑦ 呼吸を忘れない

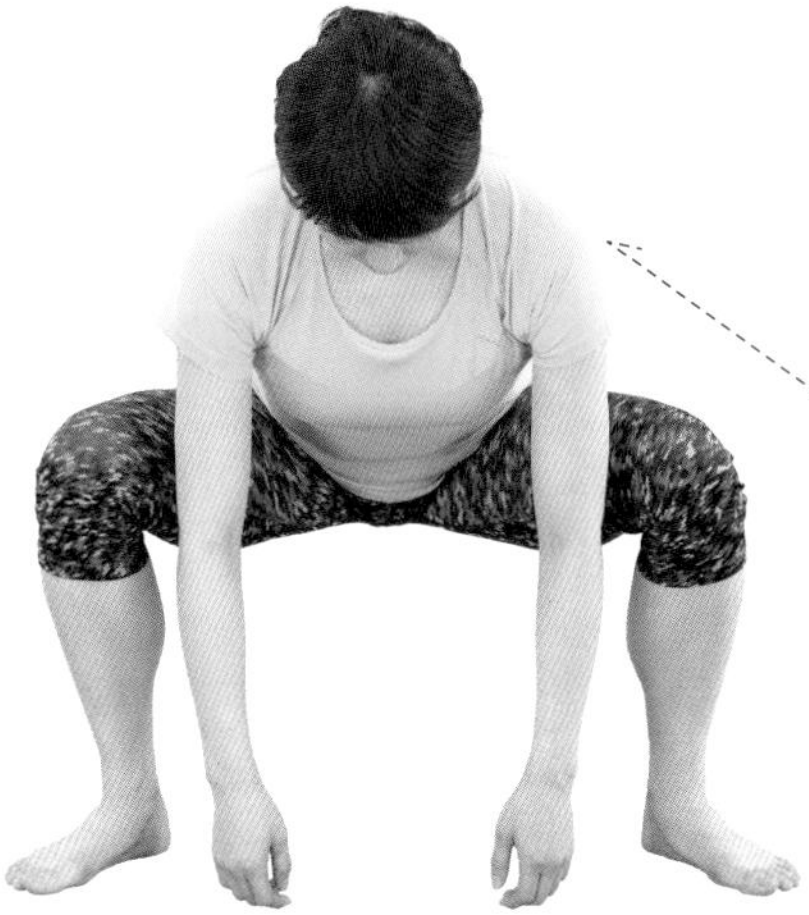

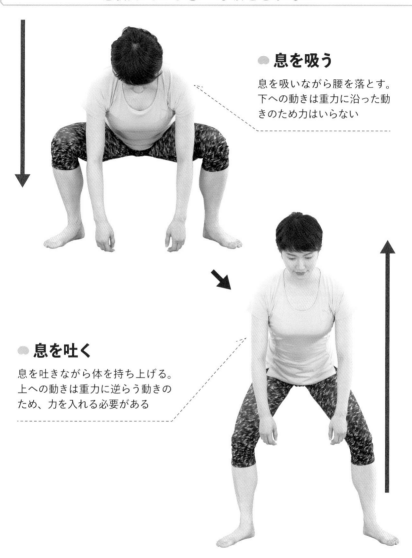

息を吸う

息を吸いながら腰を落とす。下への動きは重力に沿った動きのため力はいらない

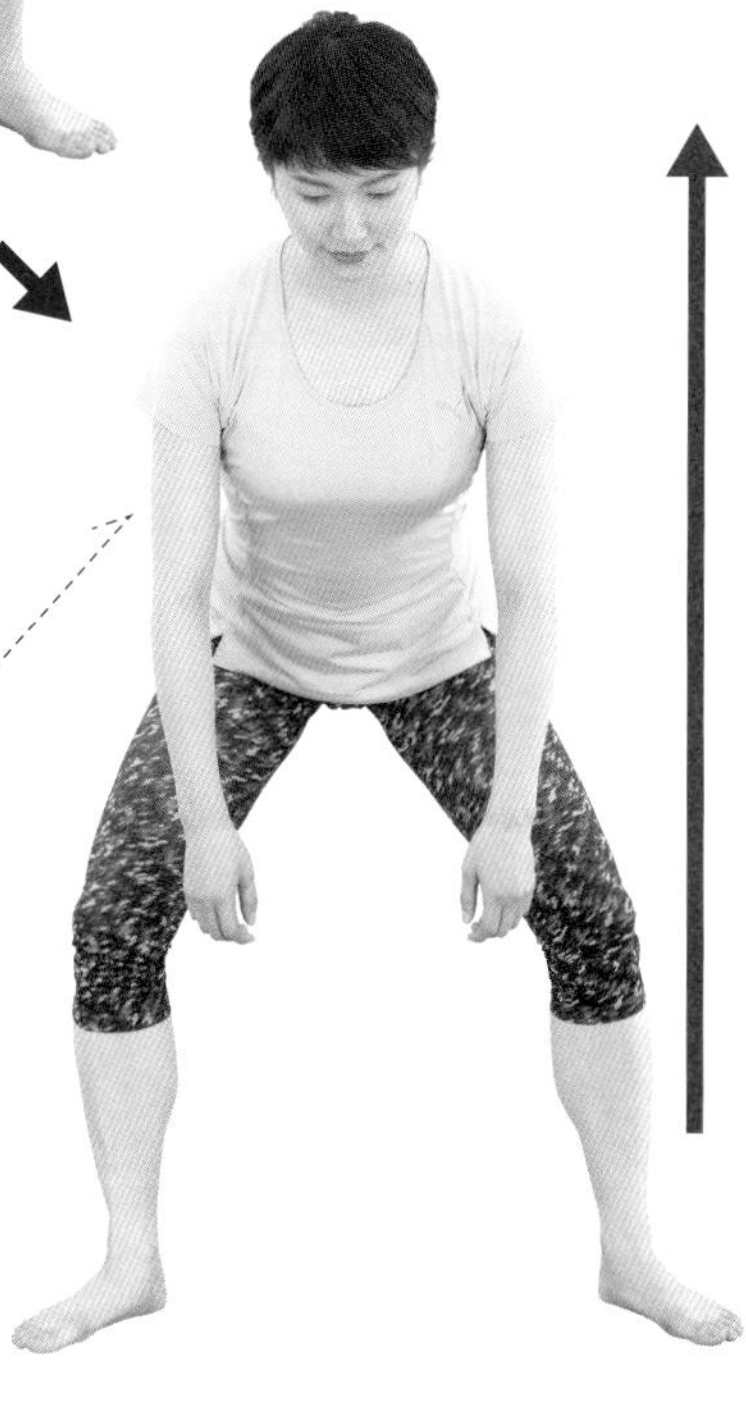

息を吐く

息を吐きながら体を持ち上げる。上への動きは重力に逆らう動きのため、力を入れる必要がある

Sec. 5

トレーニングの前にお尻をマッサージ

スクワットを実際やってみて、自分がお尻を使えているのかどうか、認識できたことでしょう。お尻が使えていない原因はさまざまですが、ここでは身近な道具でマッサージできる方法を紹介します。お尻のマッサージではお尻の深い筋肉をほぐしたいのでテニスボールと自分の体重を乗せてほぐす方法になります。

まず、仰向けに寝て、膝を立ててください。その状態で**お尻の下にボールを置き、ボールがあるほうに、5秒ほどかけてゆっくり体を倒していきます。**このとき、呼吸を止めないように気をつけてください。ボールを置く場所は、左右3カ所ずつです。

倒している途中で痛い場合は、そこで止めても構いません。我慢しないでください。痛くない人は最後まで倒し切りましょう。そして、またゆっくり戻してください。倒し切るまでに5秒が目安なので、痛くて最後まで行けない人は、1、2秒で止めるということで

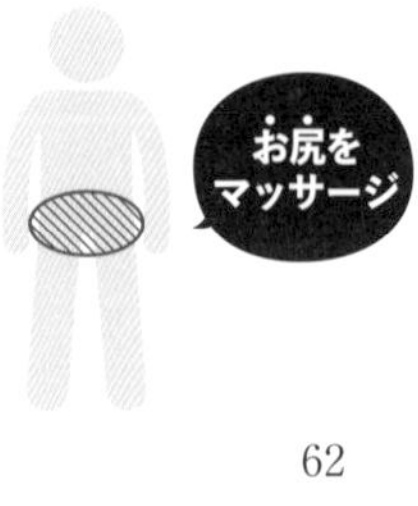

お尻を左右3カ所ずつマッサージ

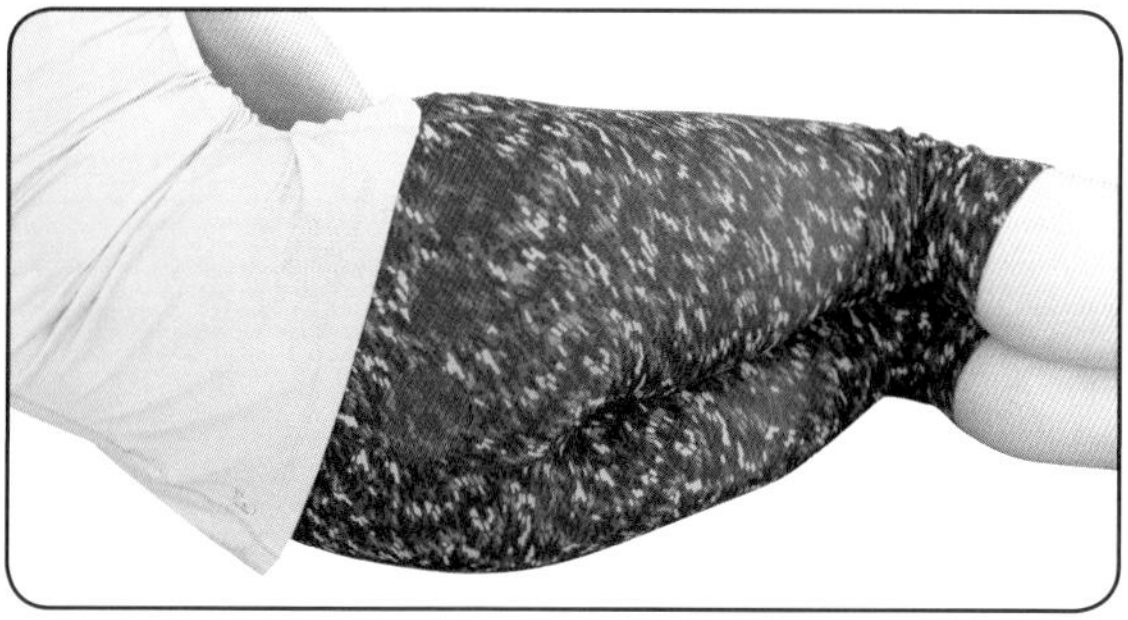

マッサージする場所

お尻の一番高いところから真横にかけてテニスボールを置く位置を変えながら、1カ所3回ずつ、左右で合計18回マッサージする

す。これを1カ所3回ずつ繰り返します。

敏感な人はベッドの上で

また、このマッサージは寝る場所によっても深さが変わります。

フローリングなどの硬い床でやれば、その分お尻に深く入りますが、敏感な人で痛くて耐えられないという場合は、ベッドやクッションの上などやわらかいところでやるとよいでしょう。

現在、過去に坐骨神経痛を患った人はこのマッサージは厳禁です。逆にその痛みを誘発してしまうので、第4章で紹介するお尻以外のマッサージをしてください。

また、このマッサージでは**痛みを我慢しすぎるのも厳禁です。**その状態でほぐしてしまうと、筋肉自体も痛めることもあります。

足のマッサージの方法

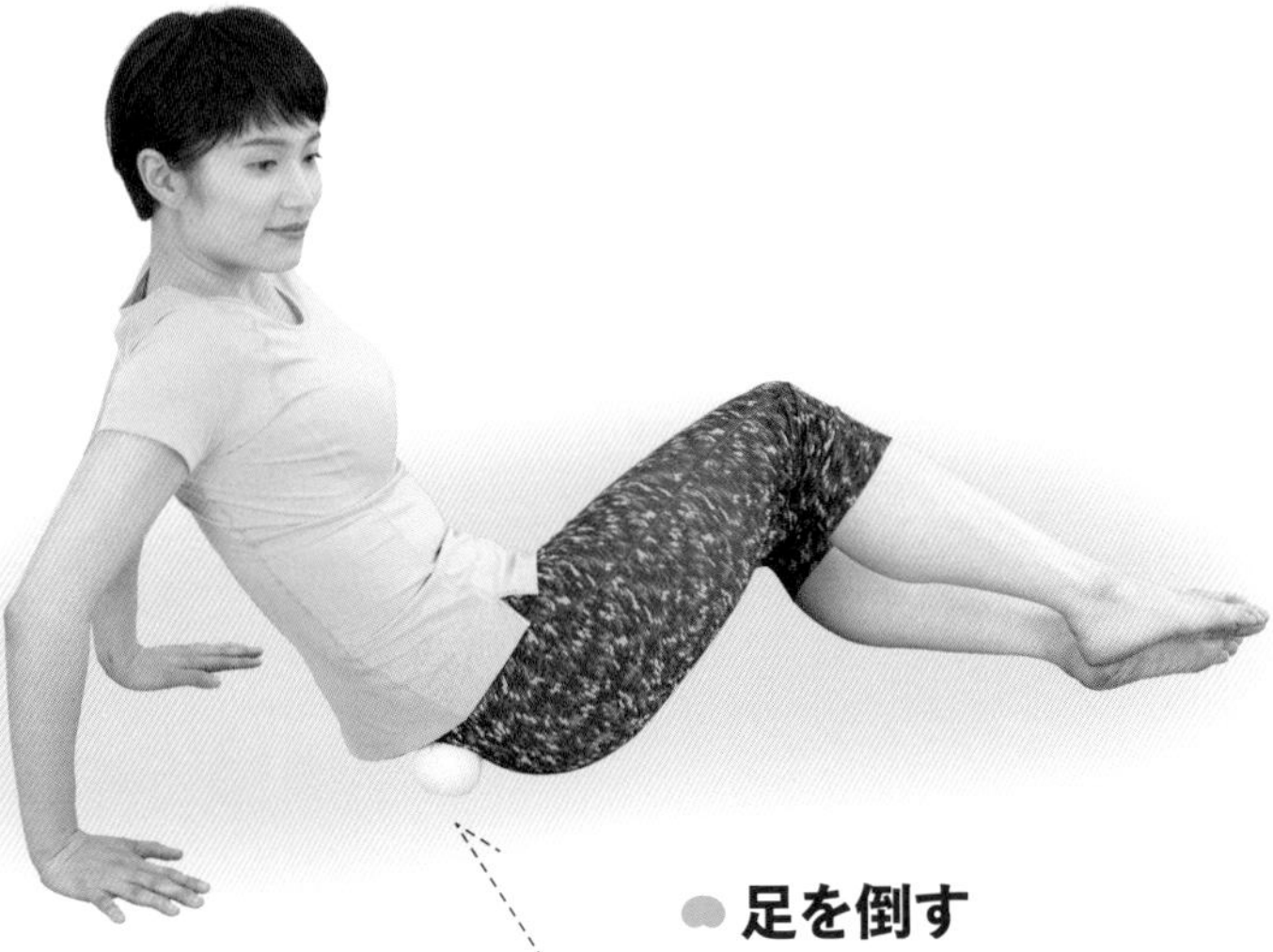

足を倒す

ポイントの下にテニスボールを置き、5秒ほどかけてゆっくり脚を反対側に倒してマッサージする

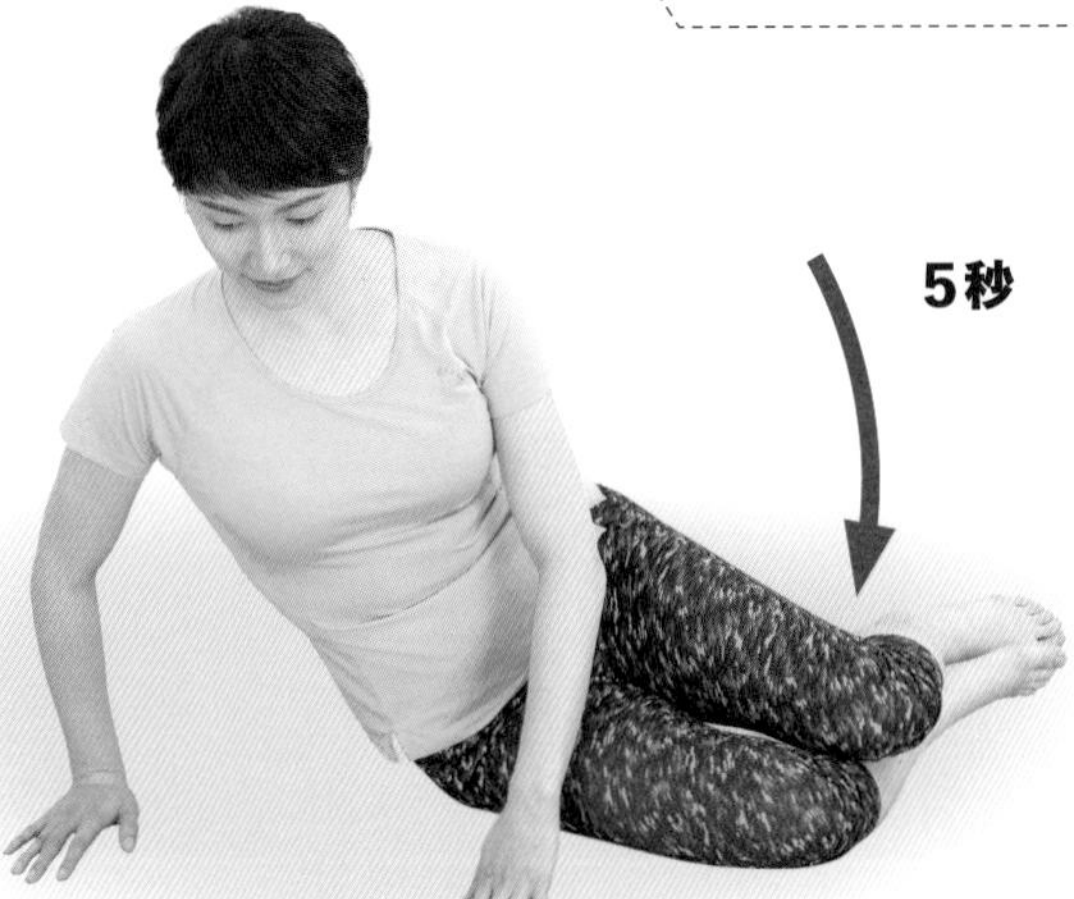

痛いところで止める

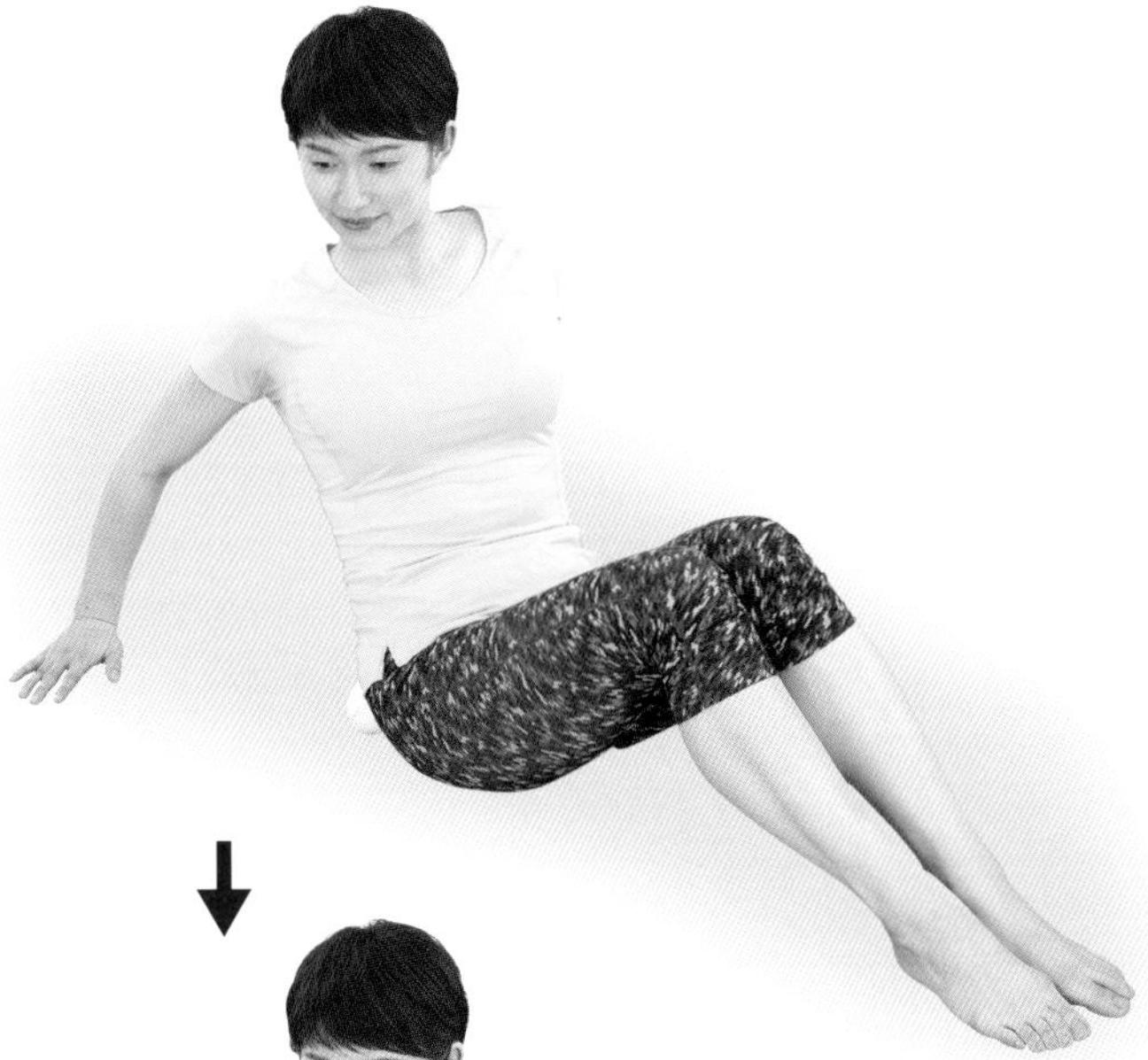

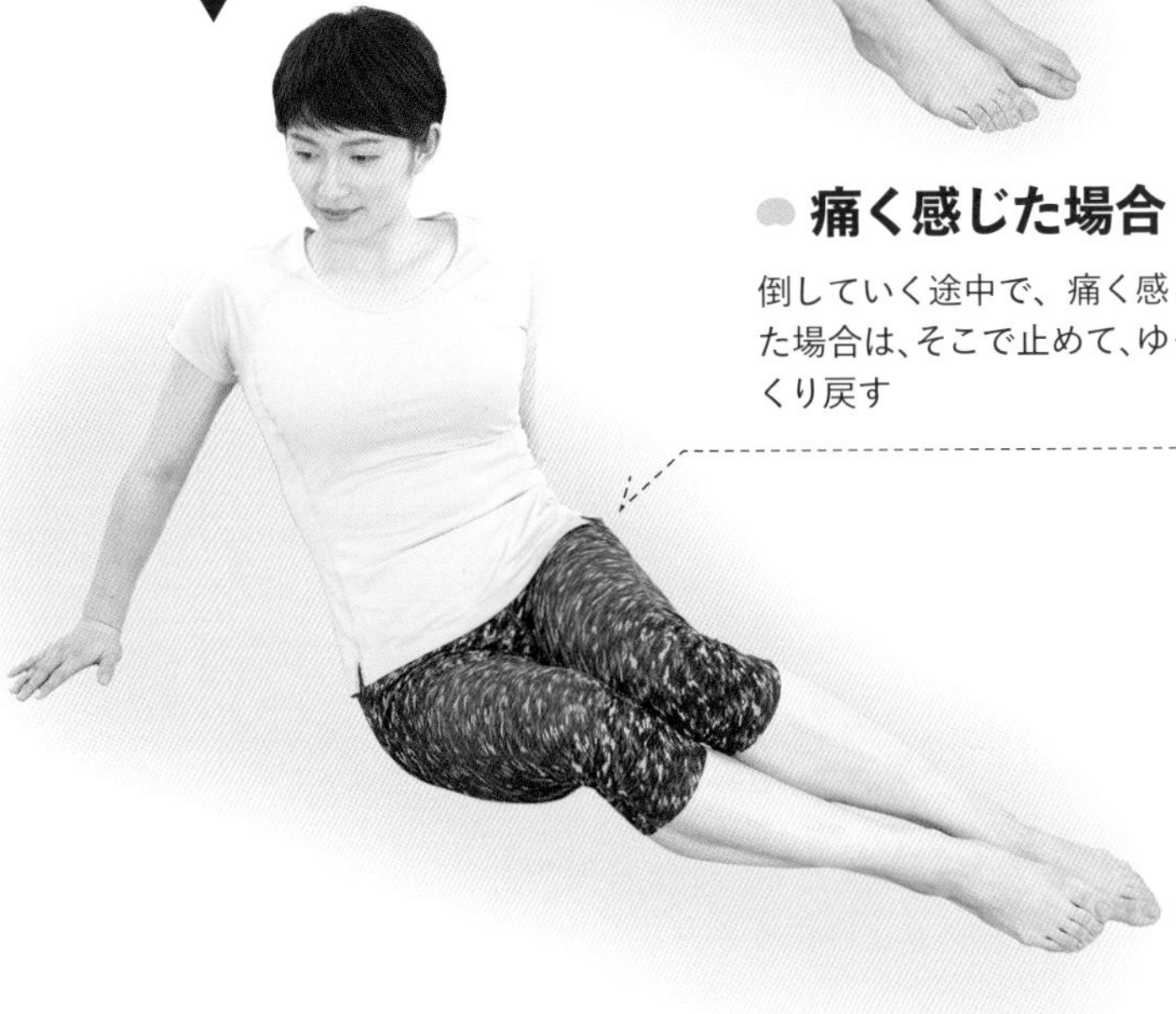

痛く感じた場合

倒していく途中で、痛く感じた場合は、そこで止めて、ゆっくり戻す

Sec. 6

マッサージのあとにスクワットをやってみる

お尻のマッサージをしたら、もう一度スクワットをやってみてください。マッサージの前後で使っている筋肉に変化はあったでしょうか。**お尻が使えるようになっていたり、使っている場所がお尻に近づいていたりすれば、マッサージの効果があったということ**です。この使えなくなっている筋肉に刺激を与えて神経をよみがえらせ、筋肉を使えるようにするというのが、18ページで説明したリトレーニングになります。

普段のトレーニングで行う場合は、回数は1セット5回からで大丈夫です。1回あたり3秒ほどの時間をかけてゆっくりやりましょう。1日1セットなら15秒、2セットやっても30秒で終わります。疲れて、お尻が使えていない状態でやっても意味はありません。最初は、筋肉をつけることではなく、筋肉が使えているかどうかのチェックなので、まずは少ない回数から始めて、慣れたら徐々に増やしていくのがよいでしょう。

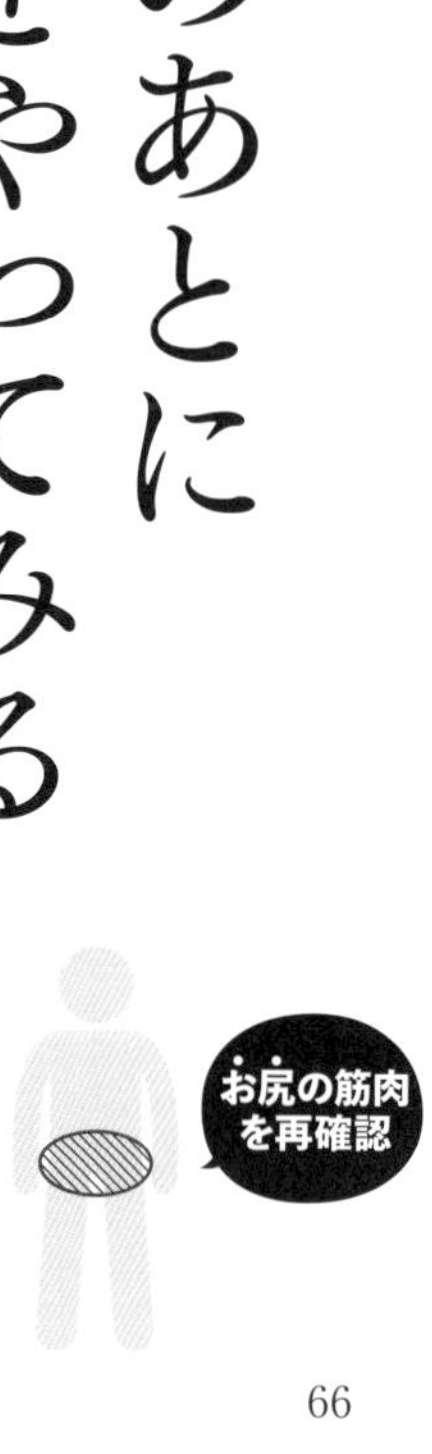

スクワットで効果を確認

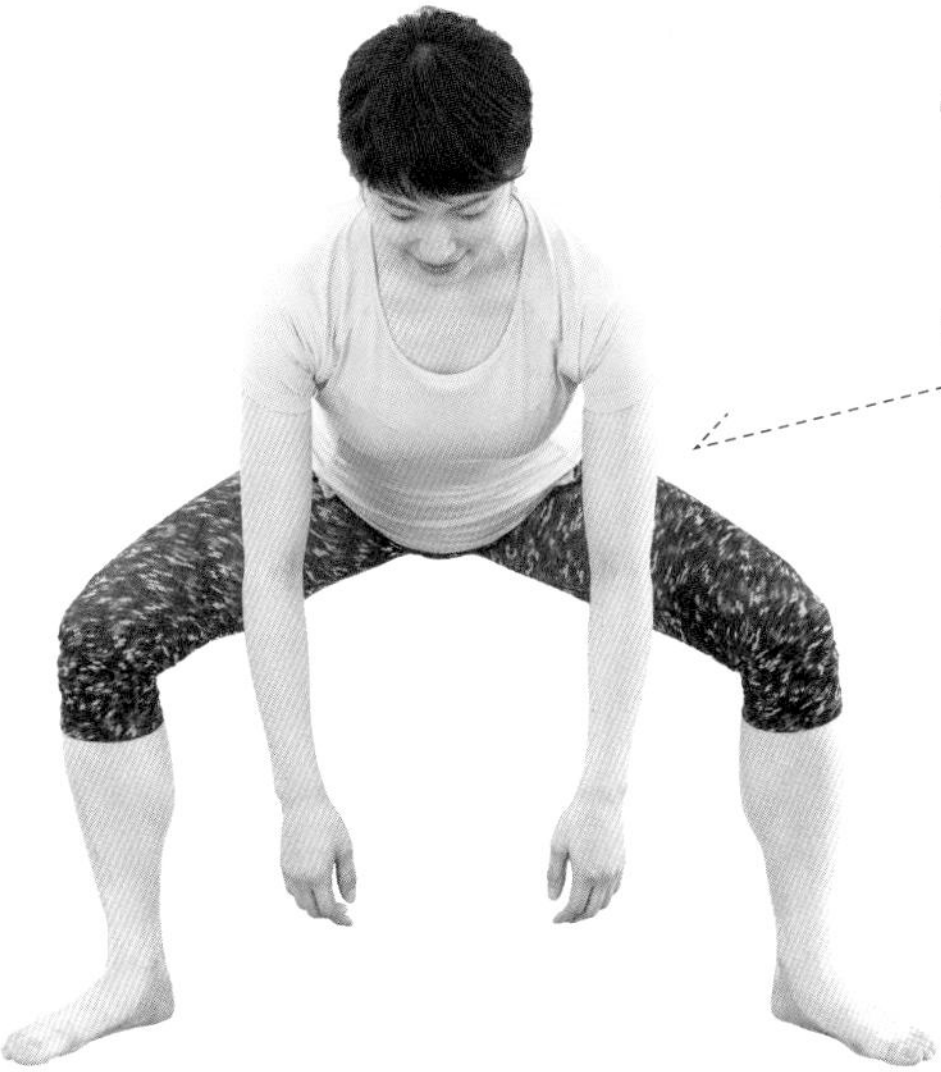

効果を確かめる

もう一度スクワットをやってみて、マッサージする前と後で変化があるかを確かめる

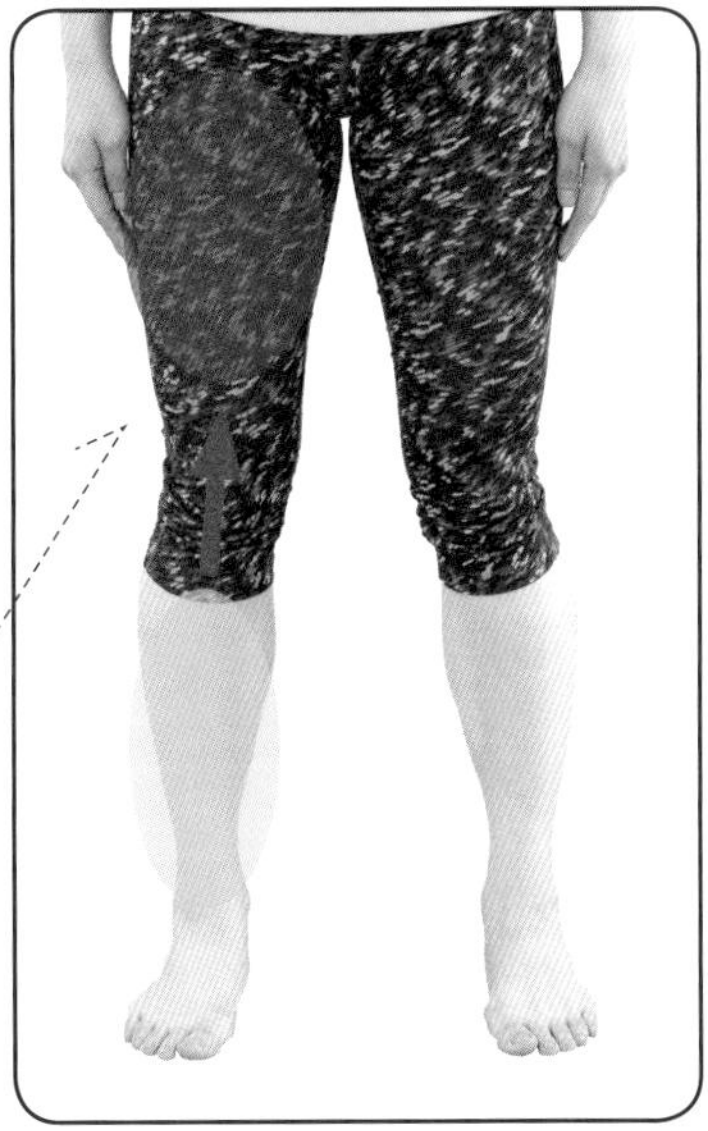

使えている部分

使えている部分が「スネからももになった」というようにお尻に近づいていれば効果があった証拠

＼これがGood!／

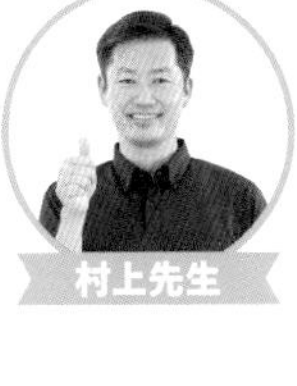

まだお尻にちゃんと力が入らなくても、少しでもお尻周りが使えるようになればOKです

Sec.
7

スクワットでお尻に力が入っていない場合

お尻をマッサージしても改善が見られないということもあります。その場合は、スネやふくらはぎ、ももなどが硬くなっているせいで、そこで神経が滞ってしまっていることになります。そのため、その神経をよみがえらせる、つまり**お尻以外の筋肉と神経をリトレーニングしていかないとお尻が使えるようになりません。**

第4章では、そうしたお尻以外の部分の筋肉をマッサージする方法を説明します。お尻と同様に、刺激を与えてその部分の筋肉をスムーズに動かせるようにします。体の筋肉というのはすべて神経でつながって動いています。遠くにある筋肉は関係ないということはありません。また、スクワットをしてみてお尻が使えたという人でも、ほかの部分のマッサージをしたほうがよいでしょう。全身の筋肉がほぐれることで、よりよいフォームでスクワットができるようになります。

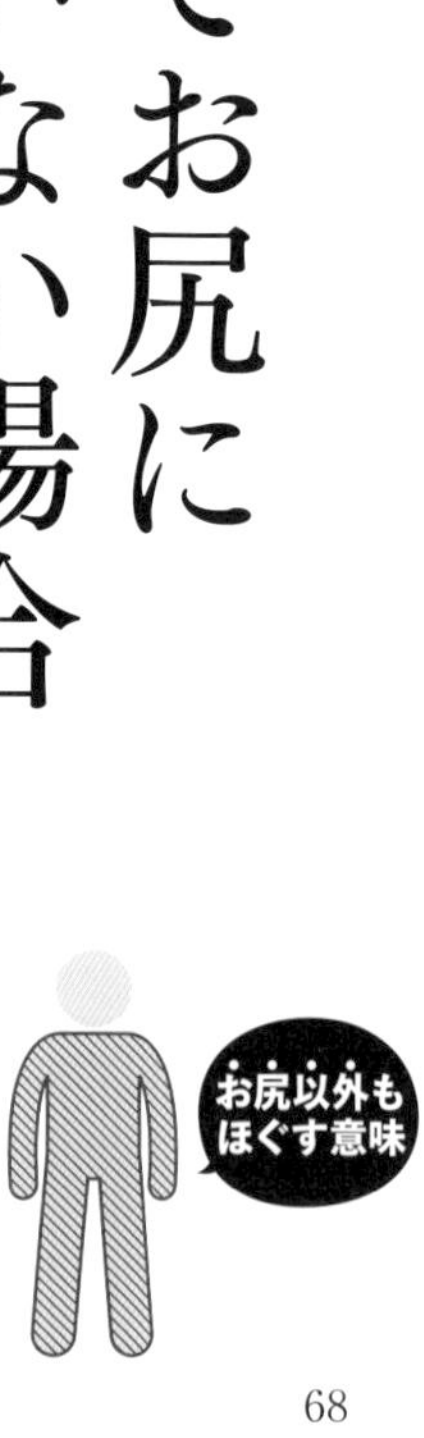

全身の筋肉は神経でつながっている

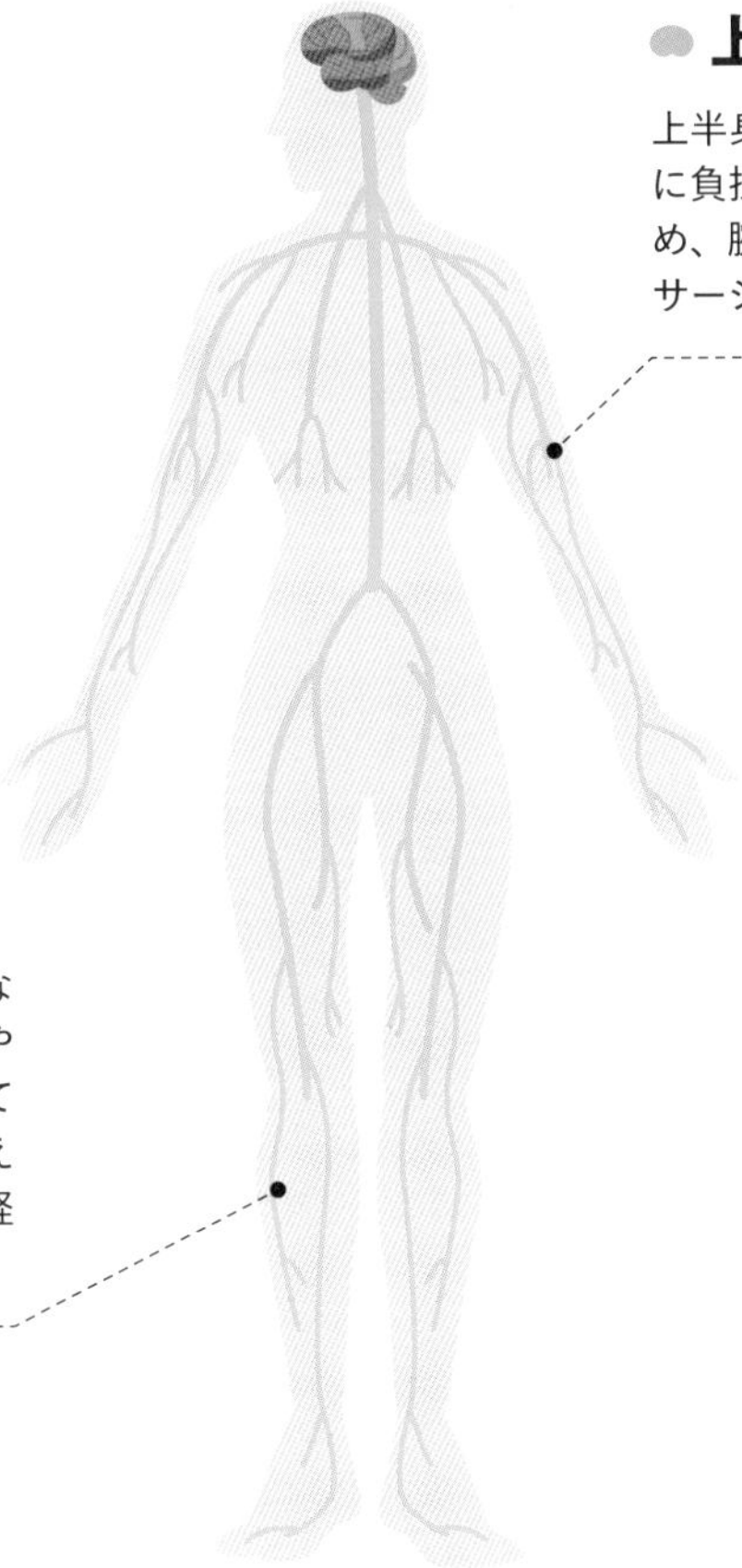

上半身をほぐす

上半身の姿勢がよくないと足に負担がかかりやすくなるため、腕や背中、肩などをマッサージすることも重要

筋肉と神経のリトレーニング

神経の復活

全身の筋肉は神経でつながっているため、スネやももの筋肉が硬くなっているとお尻がうまく使えない。刺激を与えて神経をよみがえらせる

ワンポイント
アドバイス

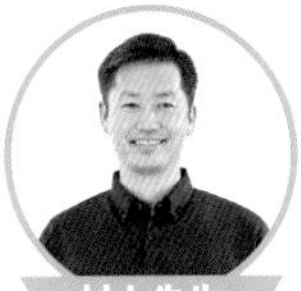

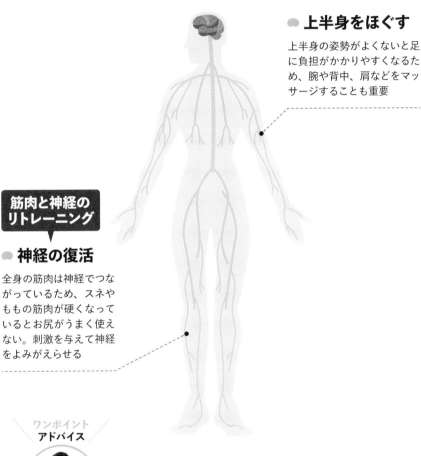

村上先生

スクワットでお尻が使えた人も、マッサージをするとよりよいスクワットができます

スクワットのチェックポイント

お尻を鍛える基本的なトレーニングとしてスクワットを紹介しました。お尻に力が入ればフォームは人それぞれでかまいませんが、どこを意識すればお尻に力が入りやすくなるか、改めて主なポイントを確認しておきましょう。

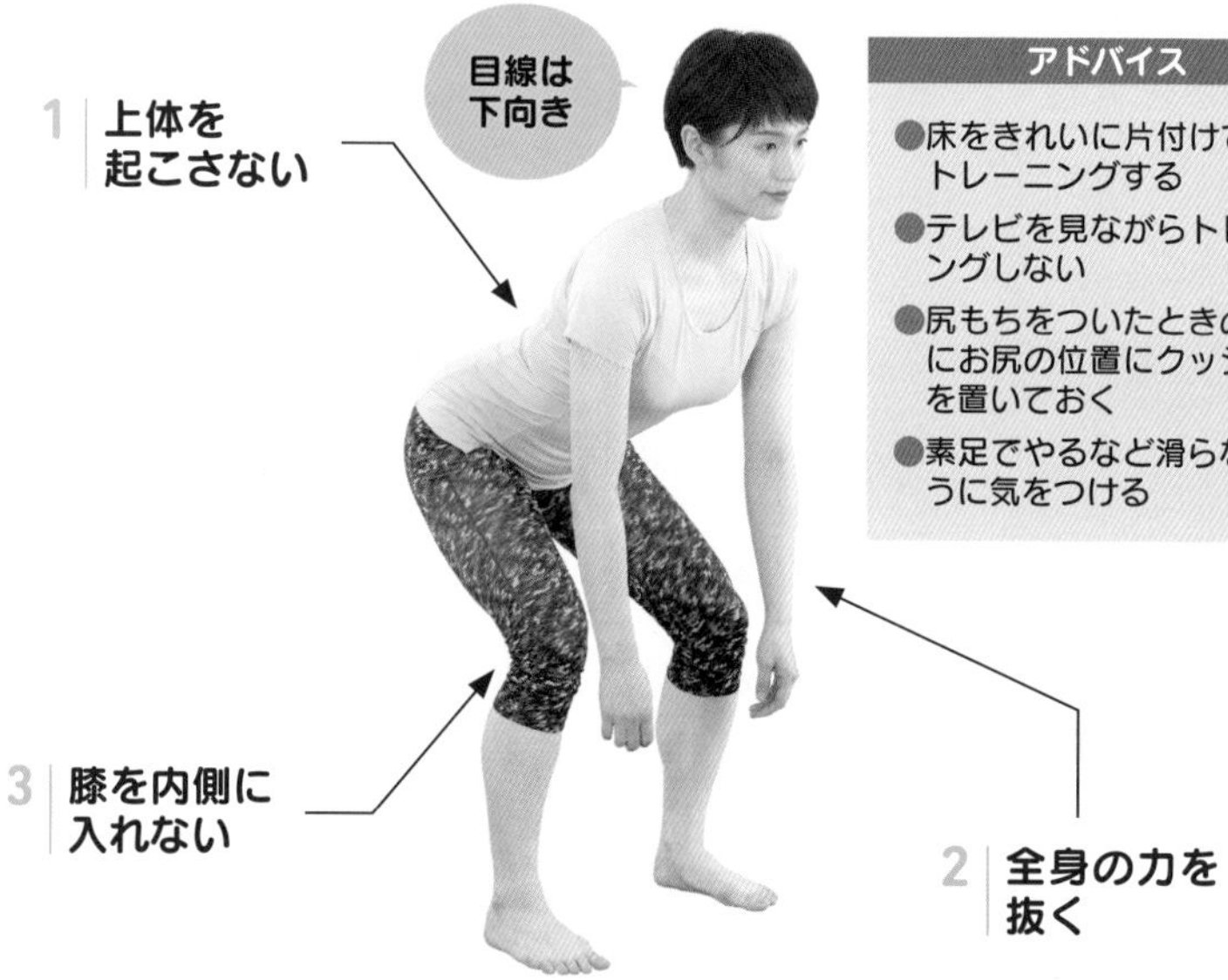

アドバイス

- 床をきれいに片付けてからトレーニングする
- テレビを見ながらトレーニングしない
- 尻もちをついたときのためにお尻の位置にクッションを置いておく
- 素足でやるなど滑らないように気をつける

☑ **1** 上体を起こすと重心がうしろになり、膝やスネなどの前側の筋肉に力が入ってしまう

☑ **2** 余計な力が入っているとお尻の筋肉が使えなくなるため、腕を下ろして力みをなくす

☑ **3** 膝が内側に入ったりつま先が内側に向いたりすると、足の下のほうに力が入ってしまう

第4章

筋肉に「刺激」を与えるマッサージ

第4章では、筋肉に刺激を与え、神経をよみがえらせるマッサージの方法を紹介します。全身の筋肉をほぐすことで、お尻の筋肉が使えるようになります。

Sec.
1

マッサージのやり方と注意点

マッサージをする前に、まずマッサージをする際の注意点を説明します。

マッサージで使う道具はテニスボールやスプーンです。テニスボールは両手で転がすように、あるいは自重でつぶすように使います。スプーンの場合は、柄の部分でマッサージするのですが、真ん中部分を片手で握り、もう片方の手で柄の先端部分を支えます。動かす際には、**擦るように動かしてもただ皮膚をマッサージしているだけになってしまうので、筋肉をしっかりと押すようにしてください。**

テニスボールとスプーンどちらの場合でも、マッサージのあとは効果の確認のためスクワットを1~2回してみましょう。たとえば、テニスボールマッサージをしてもあまり変わっていない人でも、スプーンだと少し改善するということがあります。改善したということは、マッサージした部分が固まっているなどしていた部分です。そのため、こ

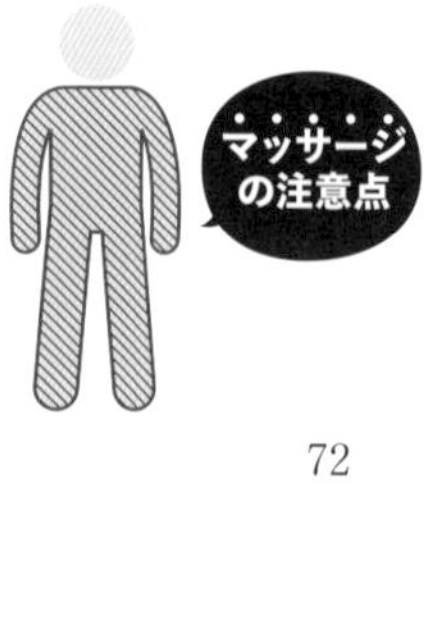

スプーンのもち方

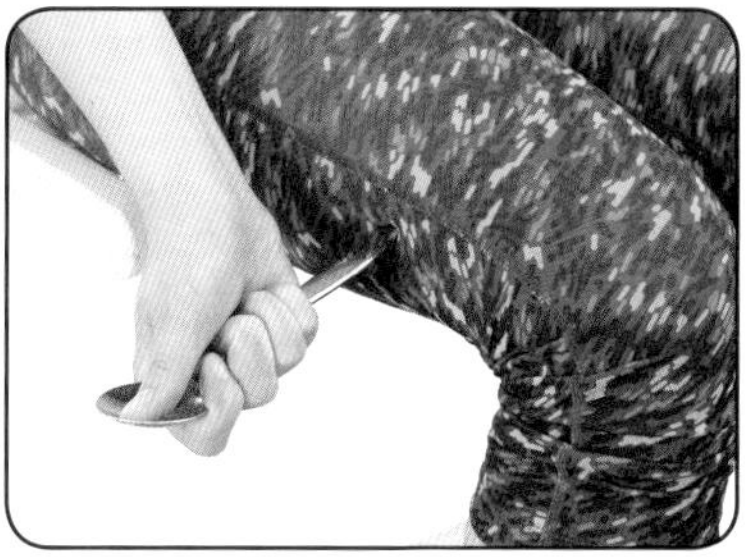

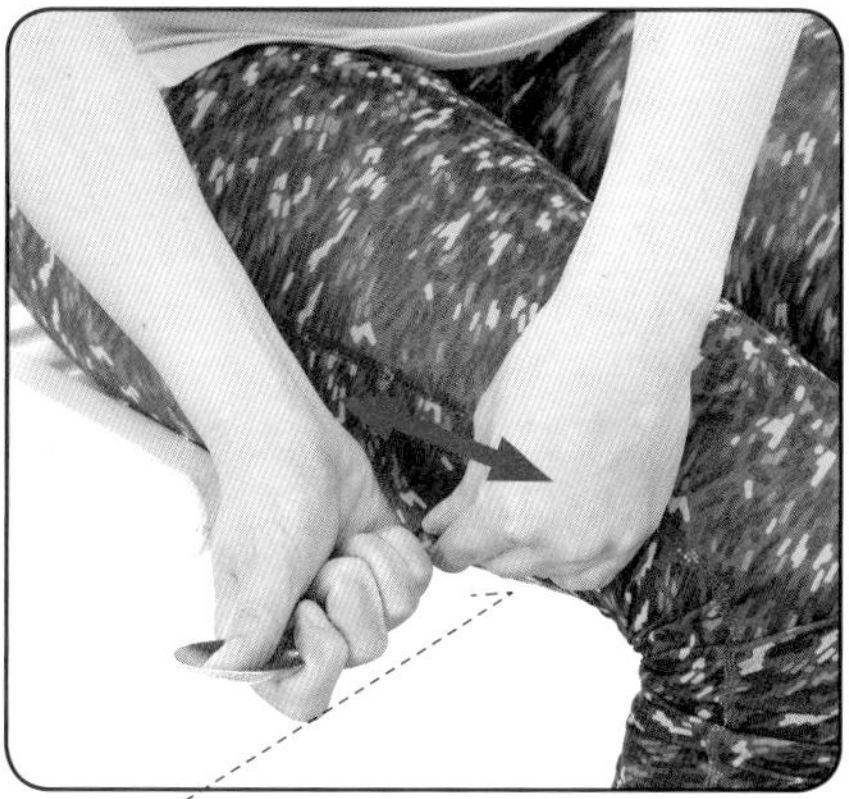

片手を添える

スプーンの柄の部分でマッサージする。片手の親指と人差し指を先端付近に添えて、擦らずに押して動かす

の場合はスプーンマッサージのみをその後もやるとよいでしょう。

効果のないマッサージは中止し、効果のあるマッサージのみを継続してください。

プロゴルファーや野球選手がよくフォームチェックしていますが、継続してフォームチェックをすることで些細な変化にも気づきやすくなります。

強くやり過ぎない

また、痛みの感覚は人それぞれなので、**刺激が感じられないからといってアザになるほど強くやらないようにしましょう。**

マッサージ後、10分経過しても痛い場合は、マッサージが強すぎた可能性がありますので、痛い部分を冷してください。

翌日も痛みが残っている場合は医療機関で相談することをおすすめします。

Sec.
2

足首の動きをよくするスネのマッサージ

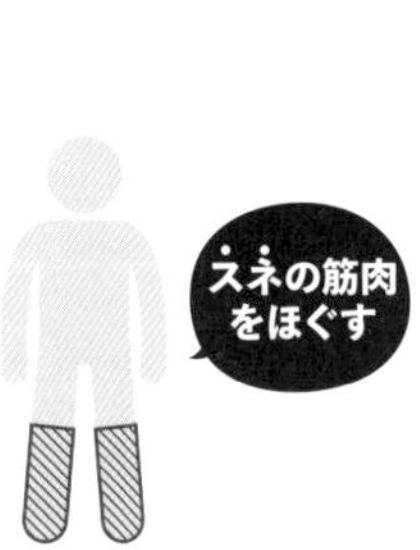

ひとつ目に紹介するのは、スネのマッサージです。

このマッサージは座った状態で行います。まず、両手を重ねて、手のひらとスネの間にテニスボールを挟みます。ここで注意してほしいのですが、スネの骨ではなく、骨のやや外側の筋肉（前脛骨筋）にボールを当ててください。そして、**手のひらでボールを押さえたまま、転がすようにマッサージします。**左の写真で示した3カ所を1カ所につき5往復、これを2セットやってください。終わったらスクワットをしてみましょう。

ボールでマッサージしたあとのスクワットで変化がない人はスプーンを使いましょう。先の部分を片手で握り、反対の手はそれを支えるように添え、柄の部分で筋肉を押しながら上下に動かしてください。

ポイントとしては、呼吸を忘れないようにすることです。自分でマッサージをするとき

スネのマッサージの方法①

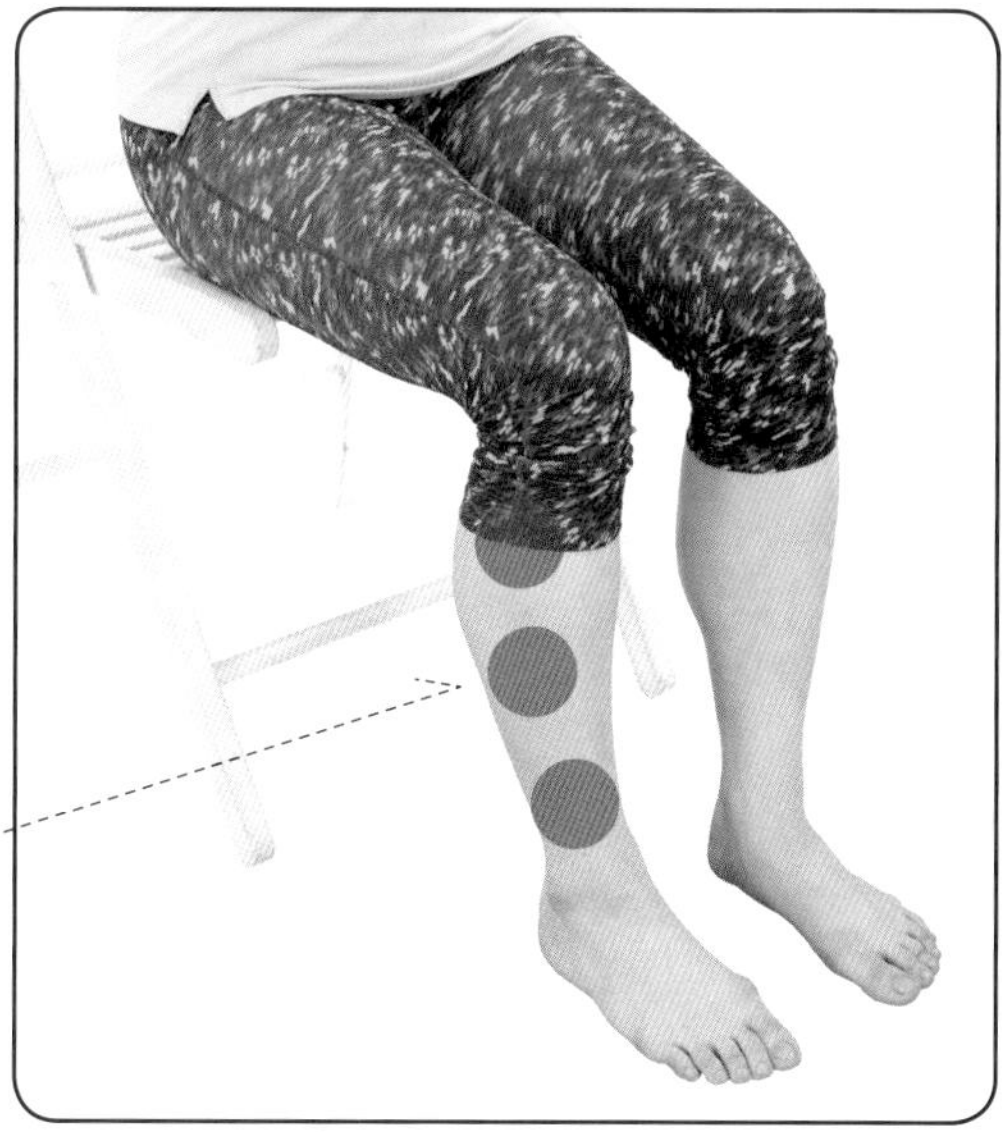

マッサージする場所

スネの骨ではなく、骨のやや外側の筋肉（前脛骨筋《ぜんけいこつきん》）の上と下、その中間の3カ所をマッサージする

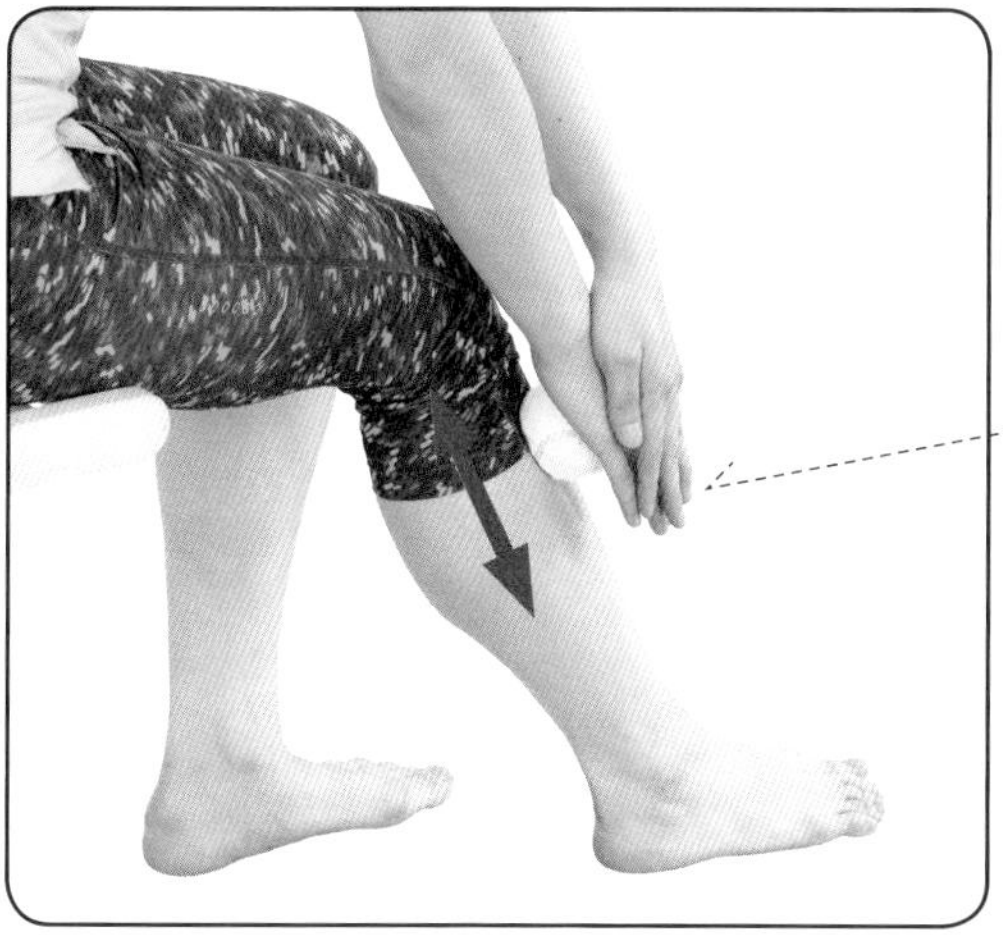

テニスボールを使う

両手でボールを押さえ、上下に転がすようにマッサージする。1カ所5往復を3カ所で2セット行う

スネのマッサージの方法②

Point!

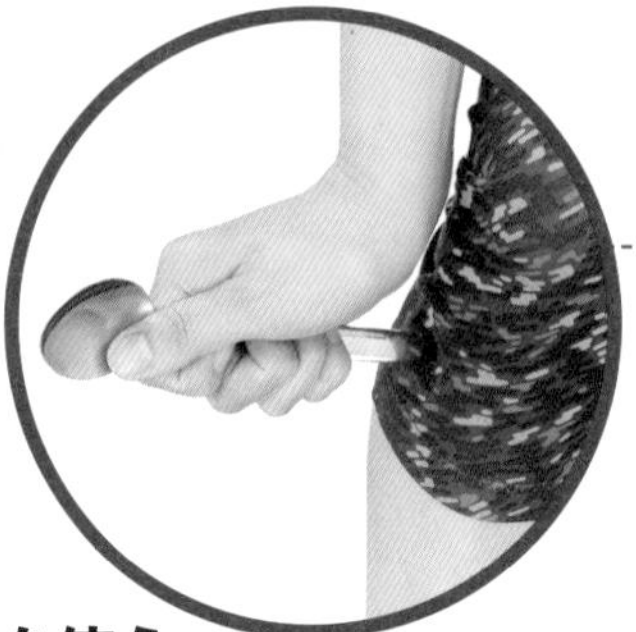

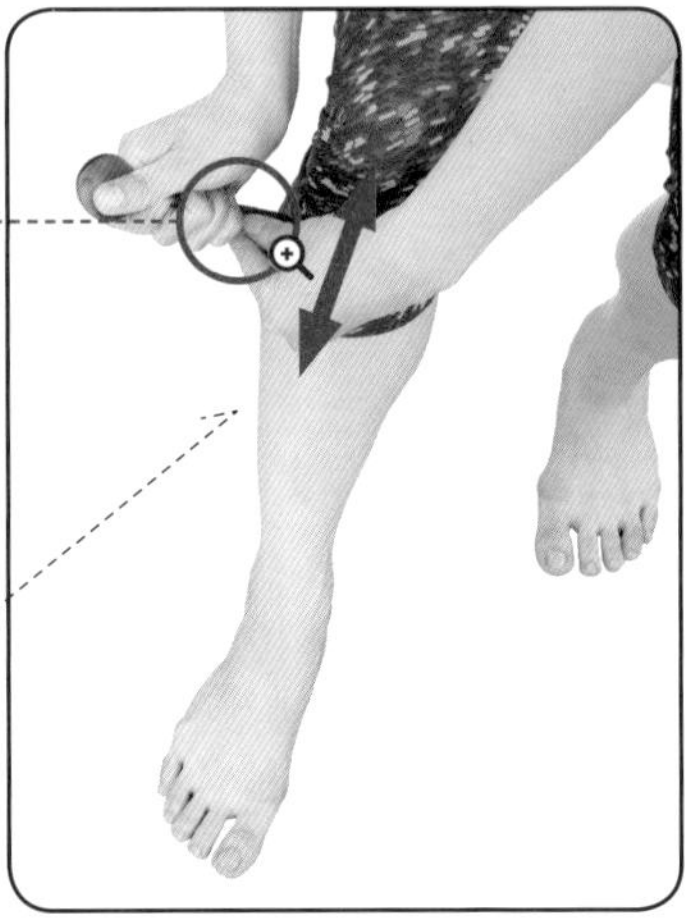

スプーンを使う

テニスボールでは刺激を感じられない人は、スプーンを使う。より鋭い刺激でマッサージできる

は特に呼吸を意識しないと、人によっては肩こりの原因になってしまいます。

足首の可動範囲が広がる

スネの筋肉をマッサージする意義は、足首の可動範囲が広がるという点にあります。**足首の動きがスムーズになることで股関節の動きもスムーズになり**お尻が使えるようになります。

何度も足首を捻挫したことがある人などは、ケガした箇所を無意識にかばってしまい、スネの筋肉が硬くなってしまっていることが多いので、足首を曲げやすくするためにも、スネの筋肉をほぐすことが重要になります。

もう一度スクワットをしてみて、より深く曲がるようになったり、反れるようになったりしていたら、マッサージの効果があらわれている証拠です。

スクワットで変化を確認

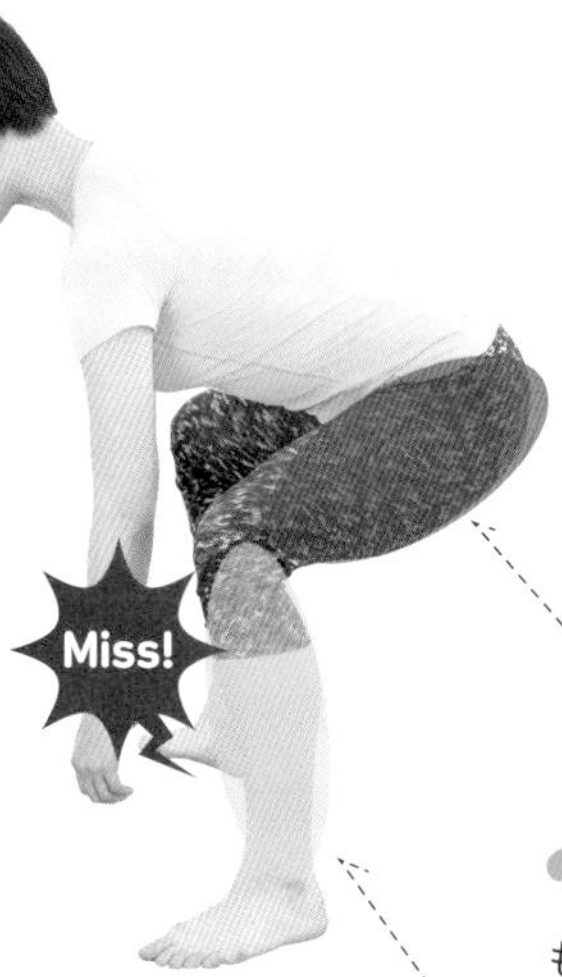

よい状態（外側）

ももの外、ももの内側、もも裏、お尻裏、外、ももの真ん中より上に力が入るようになっていれば改善されている証拠。スネの筋肉がほぐれると足首の可動域が広がる

悪い状態（外側）

ももの真ん中より下。膝関節、スネ、ふくらはぎに力が入ってしまうと、悪い状態

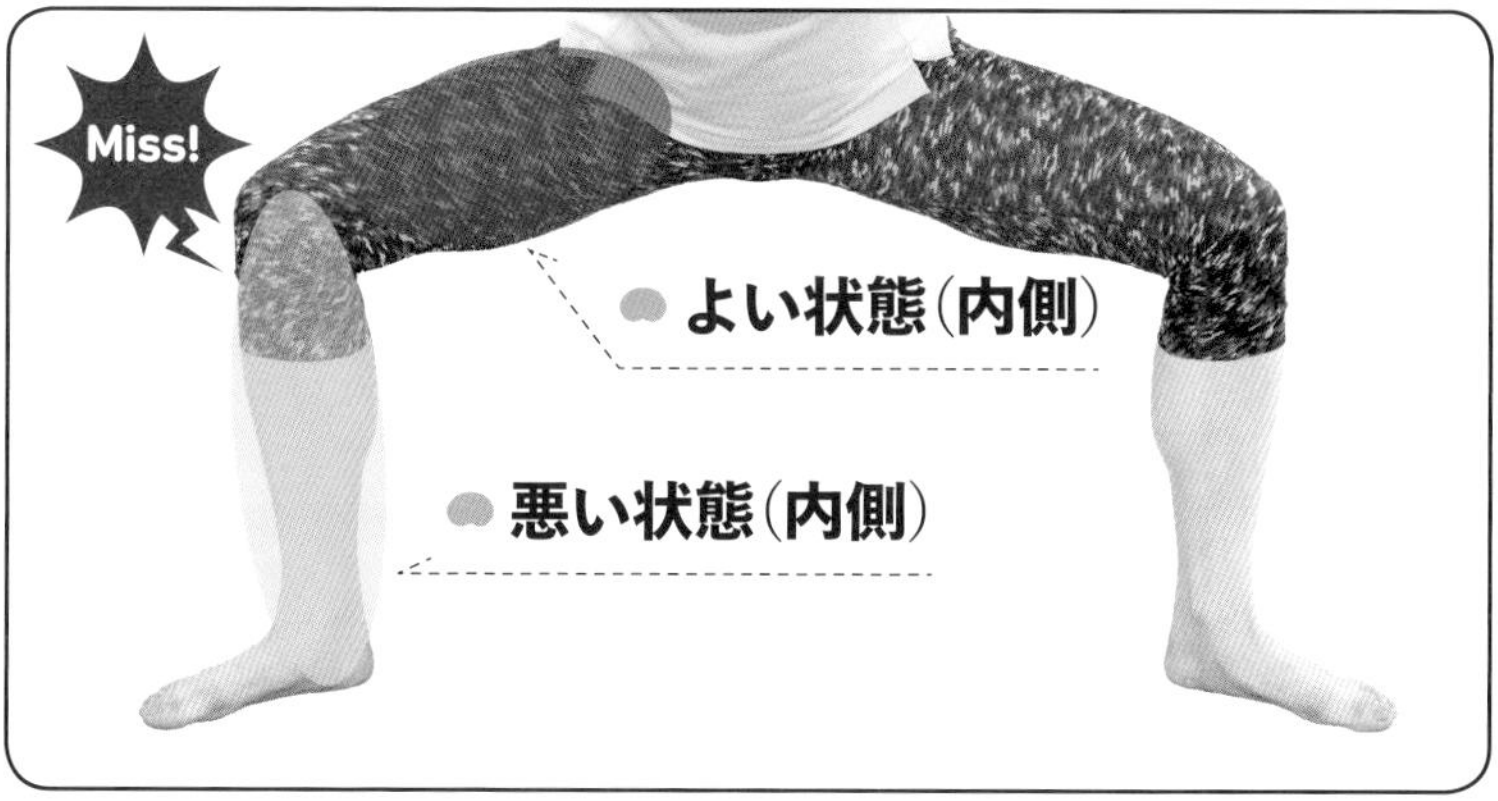

Sec.
3

足首の動きをよくする ふくらはぎのマッサージ

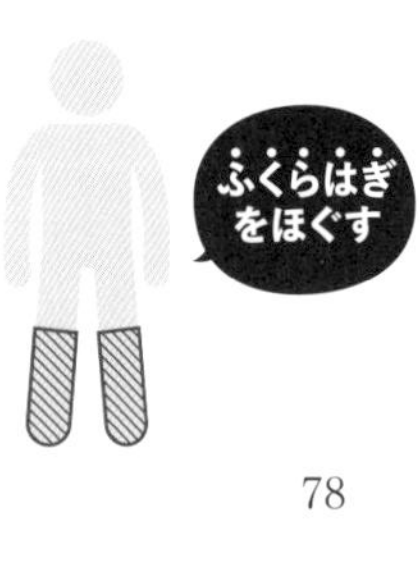

次に紹介するのが、ふくらはぎのマッサージです。

これもスネのマッサージと同じく、座った状態で行います。先ほどはスネの骨のやや外側をマッサージしましたが、今度は内側です。**真横の骨の際の部分（後脛骨筋）と手のひらの間にテニスボールを挟みます。**押し方はスネの場合と同じで、これも両手で3カ所、転がすように上下に動かしてください。1カ所につき5往復、これを2セットが目安です。片方の足が終わったら、もう片方の足も同じようにマッサージします。

ボールで全体的にほぐしたあとは、スプーンやフォークで細かい部分をほぐしましょう。これもスネのマッサージの場合と同じく、先の部分を片手で握り、反対の手でそれを支えるようにしながら、柄の部分で筋肉を押し、上下に動かしてください。ケガには十分気を付けながらも、筋肉をしっかり押してあげるのがポイントです。また、ここでも呼吸を忘

ふくらはぎの内側をマッサージ

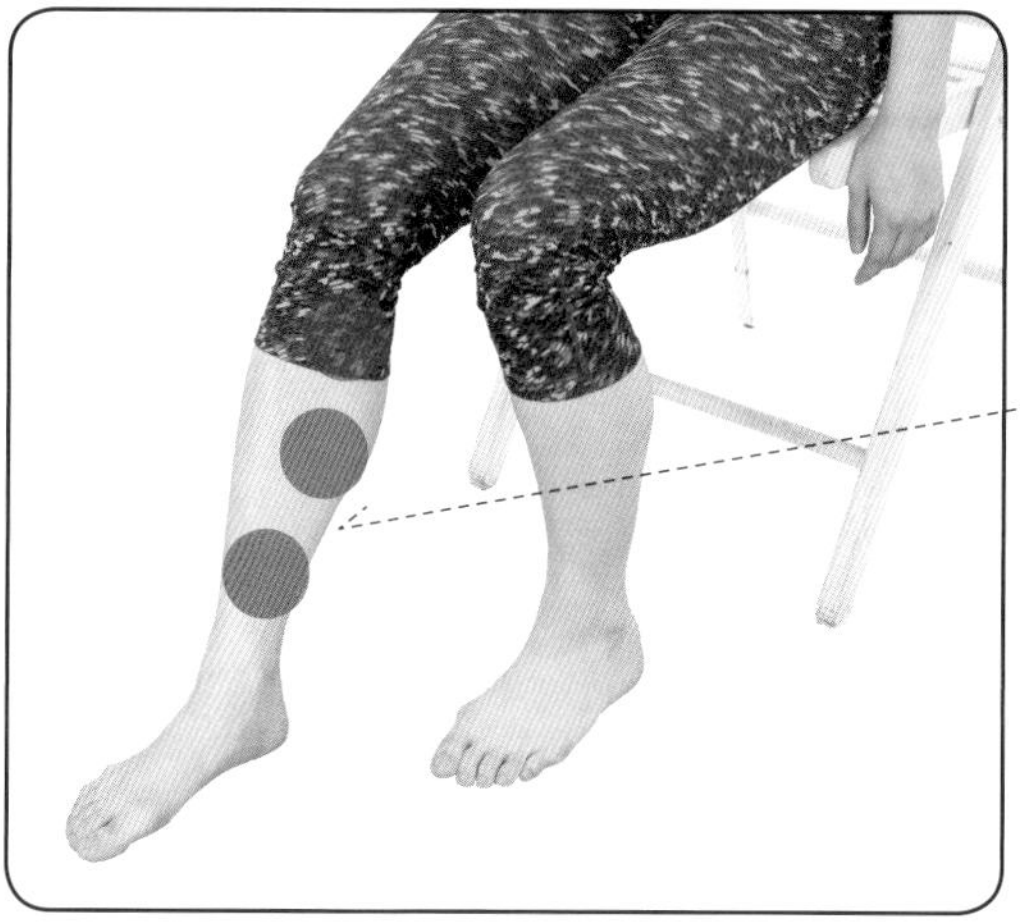

● **マッサージする場所**

ふくらはぎの内側、真横の骨の際の部分（後脛骨筋）を3カ所マッサージする

れないよう注意してください。回数はスネのマッサージと同様、1カ所につき5往復を2セットです。

股関節の動きもスムーズになる

ふくらはぎも足首を上げたり下げたりする動きに関与している筋肉です。ふくらはぎの筋肉をほぐすことにより股関節の動きもスムーズになります。

ふくらはぎは歩いたり走ったりするときに重要な役割を果たしており、**全身の血流にも影響を与えています。**しかし、ここに力が入っていると、それだけでお尻が使えなくなり、冷えやむくみの原因にもなります。

これも、マッサージが終わったら、スクワットや3つのチェック法を試してみてください。マッサージをする前よりもお尻に力が入るようになっていたら効果ありです。

ふくらはぎのマッサージの方法①

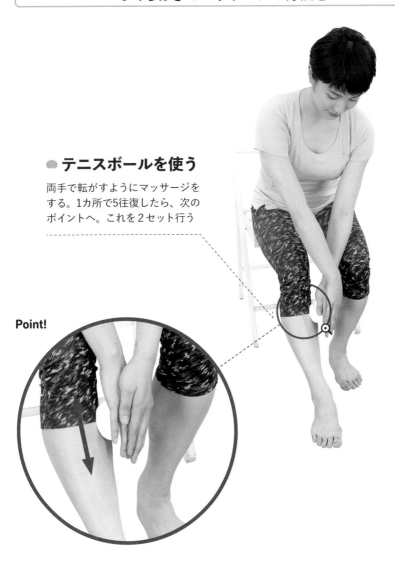

テニスボールを使う

両手で転がすようにマッサージをする。1カ所で5往復したら、次のポイントへ。これを2セット行う

Point!

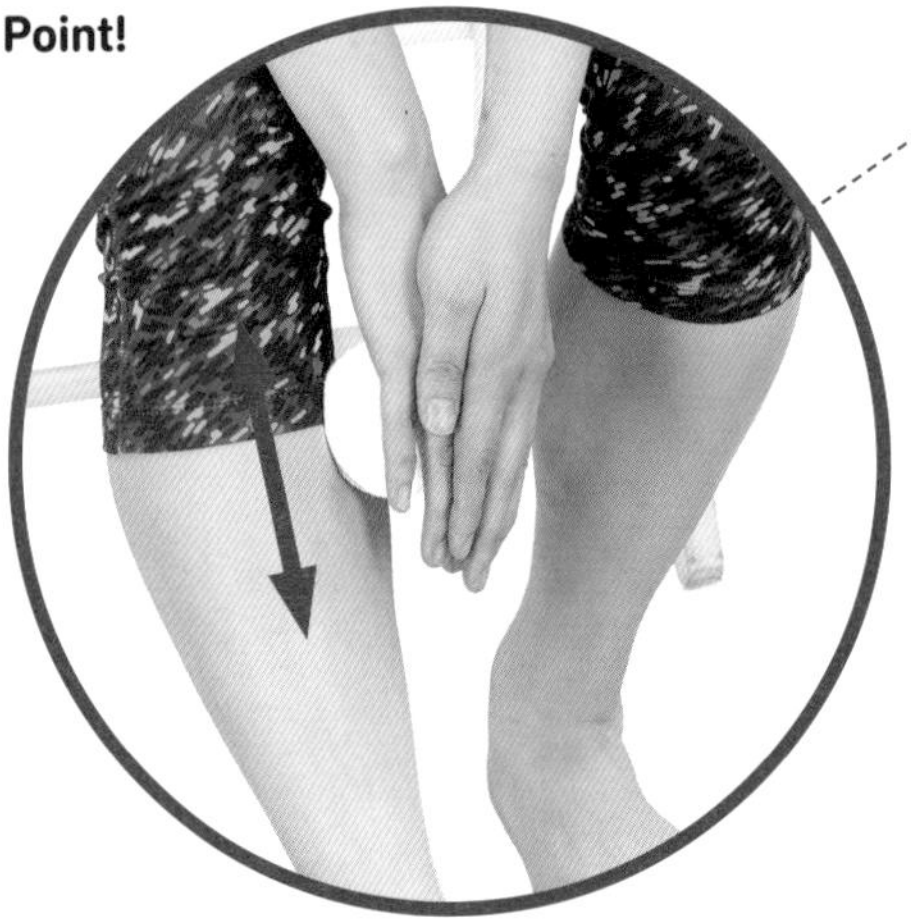

ふくらはぎのマッサージの方法②

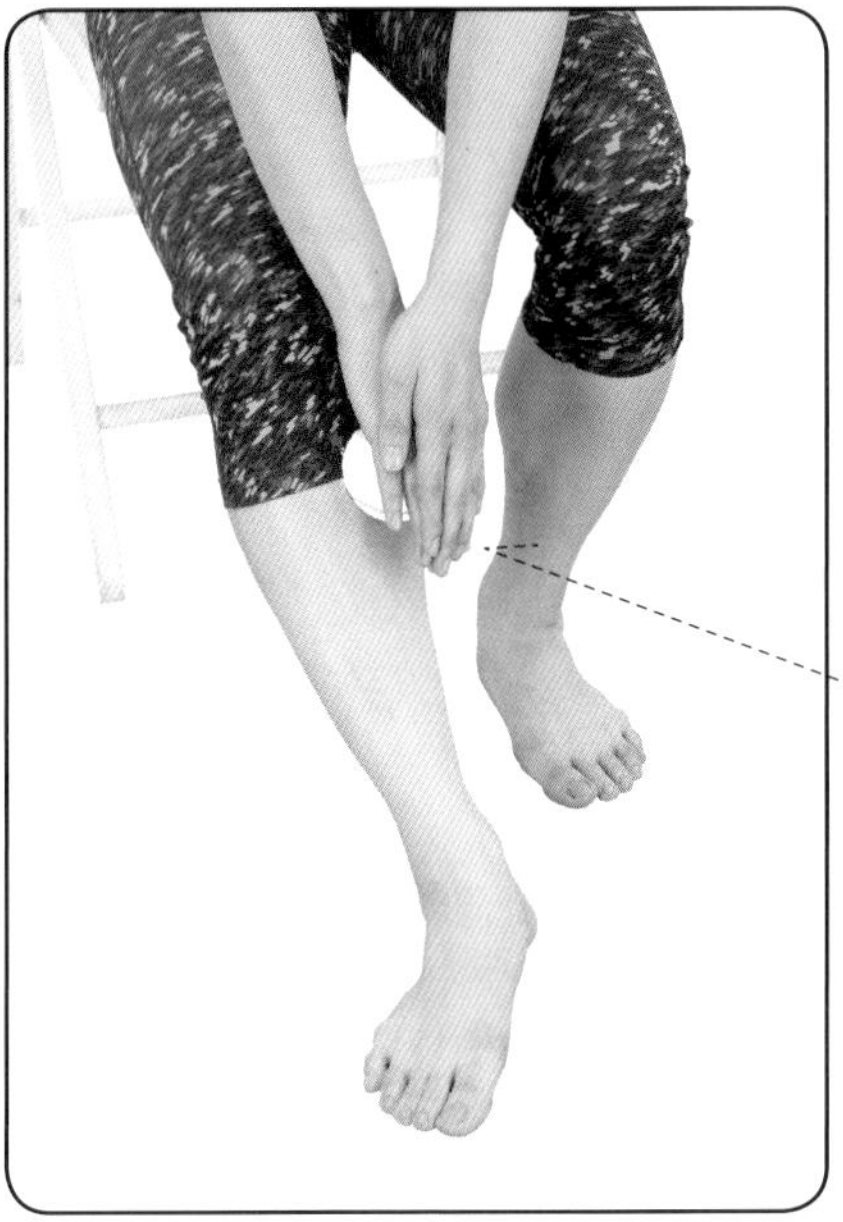

ポイントの注意点

筋肉の一番盛り上がっている部分ではなく、少し手前の骨と筋肉の境目にボールの中心が当たるようにする

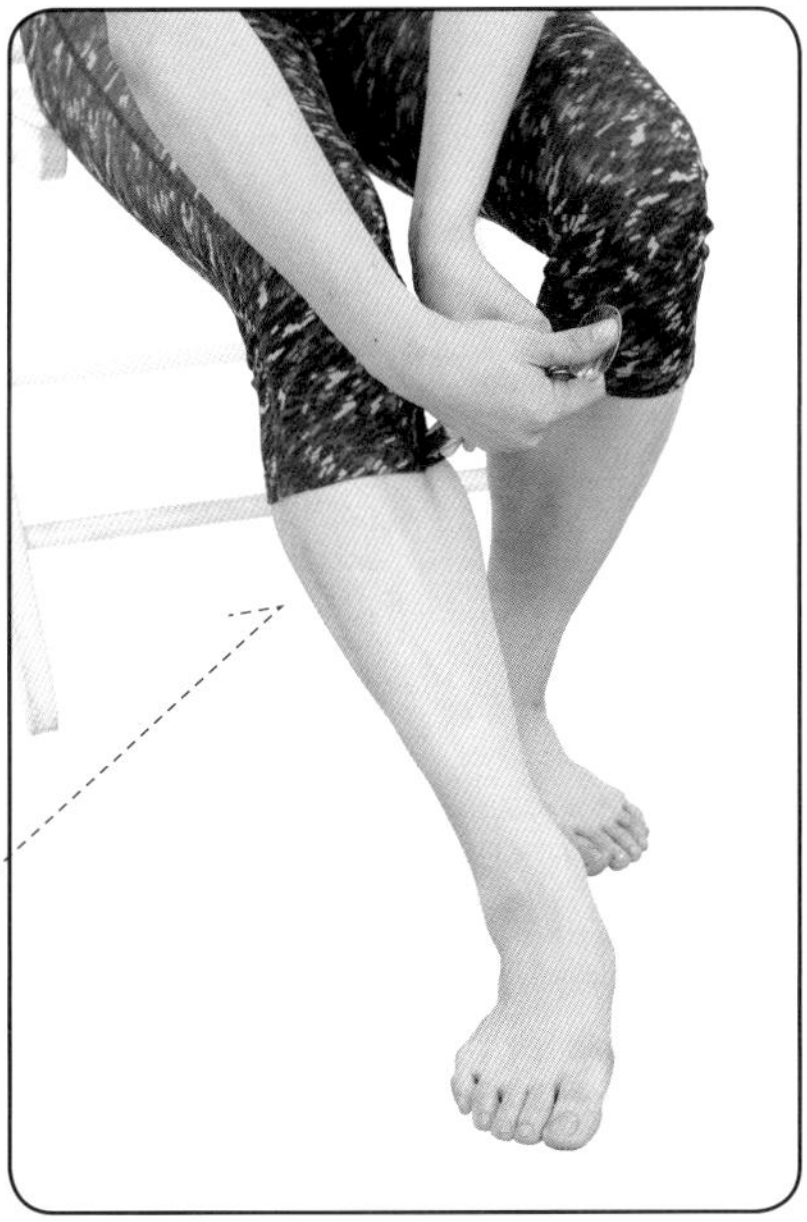

スプーンを使う

テニスボールでは刺激を感じられない人は、スプーンを使う。より鋭い刺激でマッサージできる

Sec.
4

関節を曲げやすくする ももの マッサージ

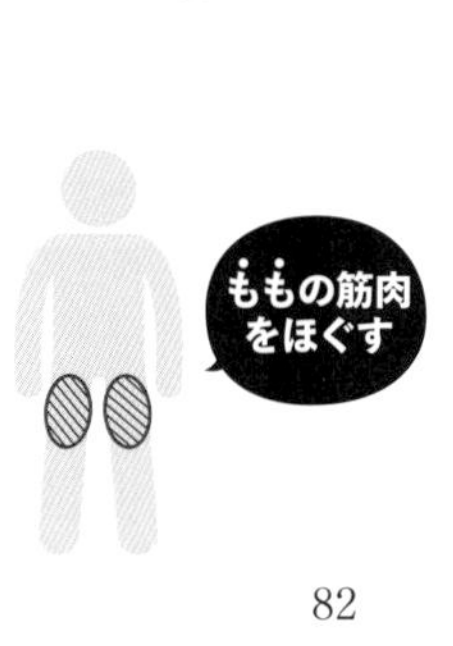

3つ目に紹介するのが、もものマッサージです。

これは、これまで紹介した2つのマッサージとは異なり、横になった状態で行います。まず、ベッドやカーペットなど柔らかい床に横になり、写真のように片方の肘をついて、反対側の肩を上に向け、横向きになります。次に、下側のももとベッド（または床）の間にテニスボールを挟みます。そして、体重をかけ、体を前に倒していきます。

マッサージするのは、ももの付け根の部分から太ももの中間にかけての3カ所です。ボールが下にいけばいくほど、体をどんどん前に倒してください。62ページのお尻のマッサージ同様、**痛くて我慢ができないまでマッサージする必要はありません**。片方が終わったら、反対側も同じようにマッサージしてください。1カ所につき、2回ずつ足を倒すというのを2セット行うとよいでしょう。

ももの外側をマッサージ

マッサージする場所

もも の外側、付け根からももの
まんなか付近にかけての3か所を
マッサージする

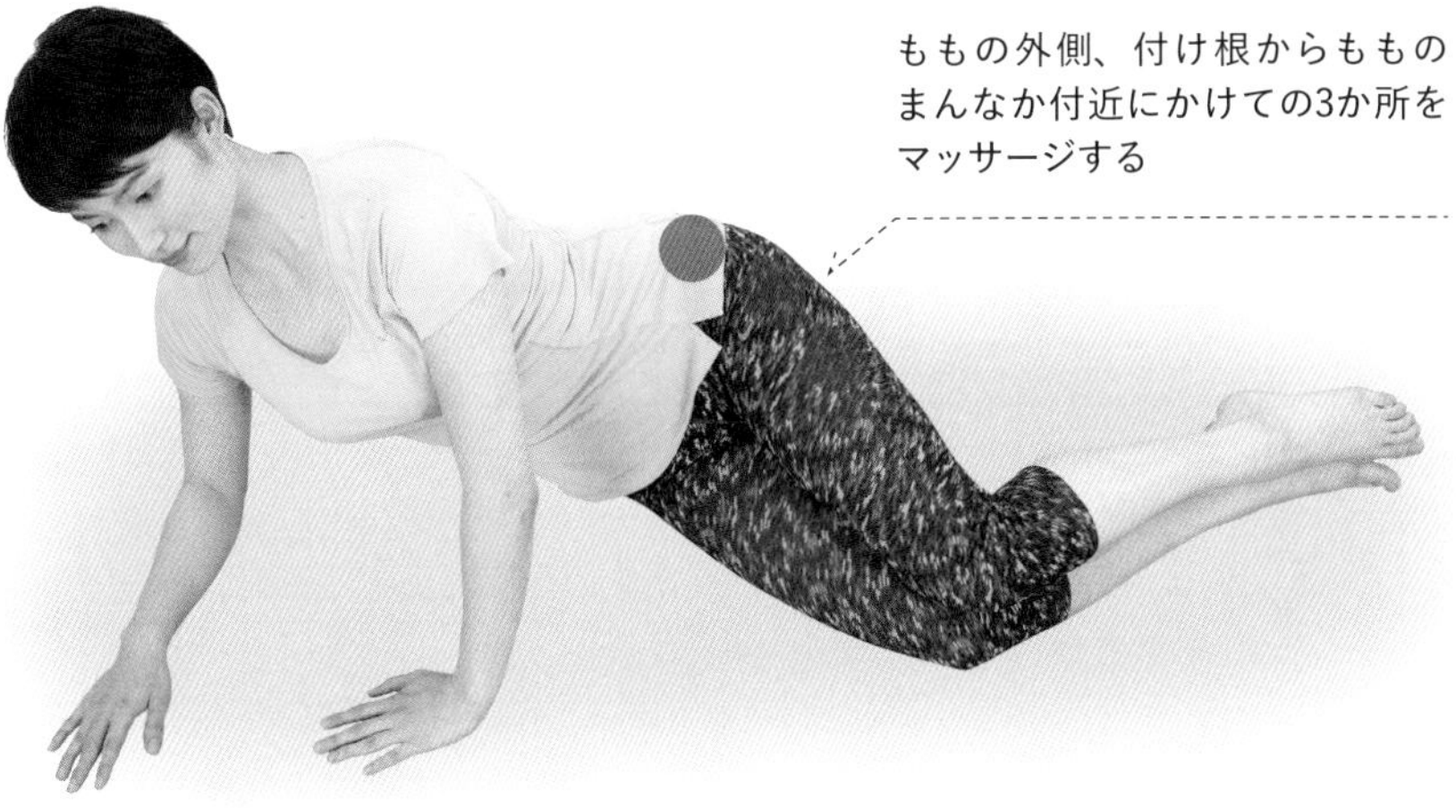

人それぞれ筋肉の硬さが異なる

フォークやスプーンなどでマッサージする場合には、寝ながらではなく、座った状態で、先ほどと同じ箇所を押しながら左右に移動させてください。その際、スプーンなどがグラグラしないよう、両手で支えてあげてください。

テニスボールでマッサージしたときは痛かったのに、スプーンで押しても痛くないという人がいます。その理由は、人それぞれ筋肉の硬さが異なるからです。そもそも、ももの場合、**スプーンでのマッサージはテニスボールに比べて浅い部分を刺激する**ことになります。つまり、テニスボールのほうが痛かった人は、筋肉の奥のほうが硬くなっており、面が小さいもののほうが感じにくくなっているということです。

もものマッサージの方法

足を倒す

ポイントにボールを置き、5秒ほどかけて徐々に倒していく。最後まで倒す、または痛いと感じたところで止める

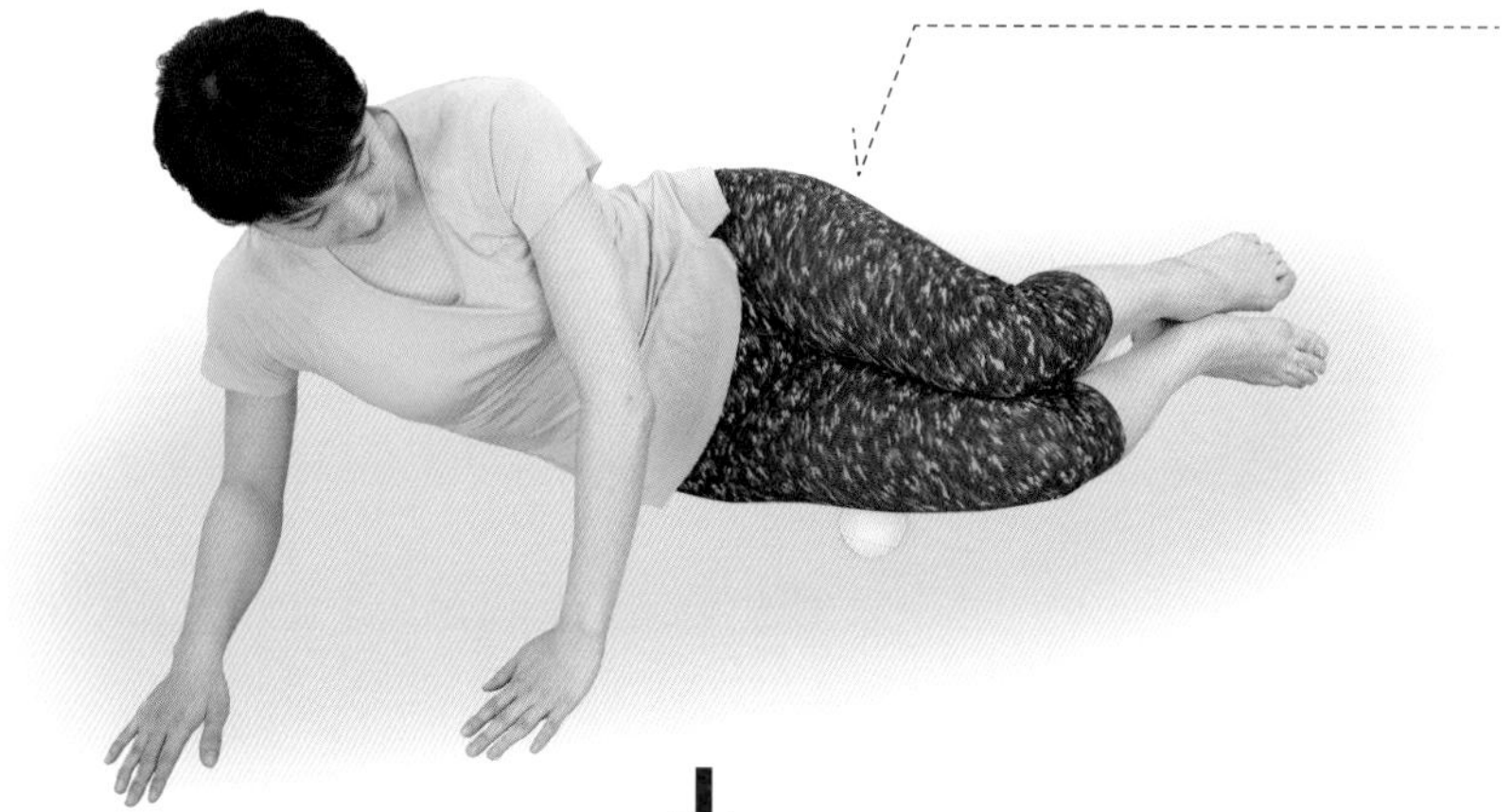

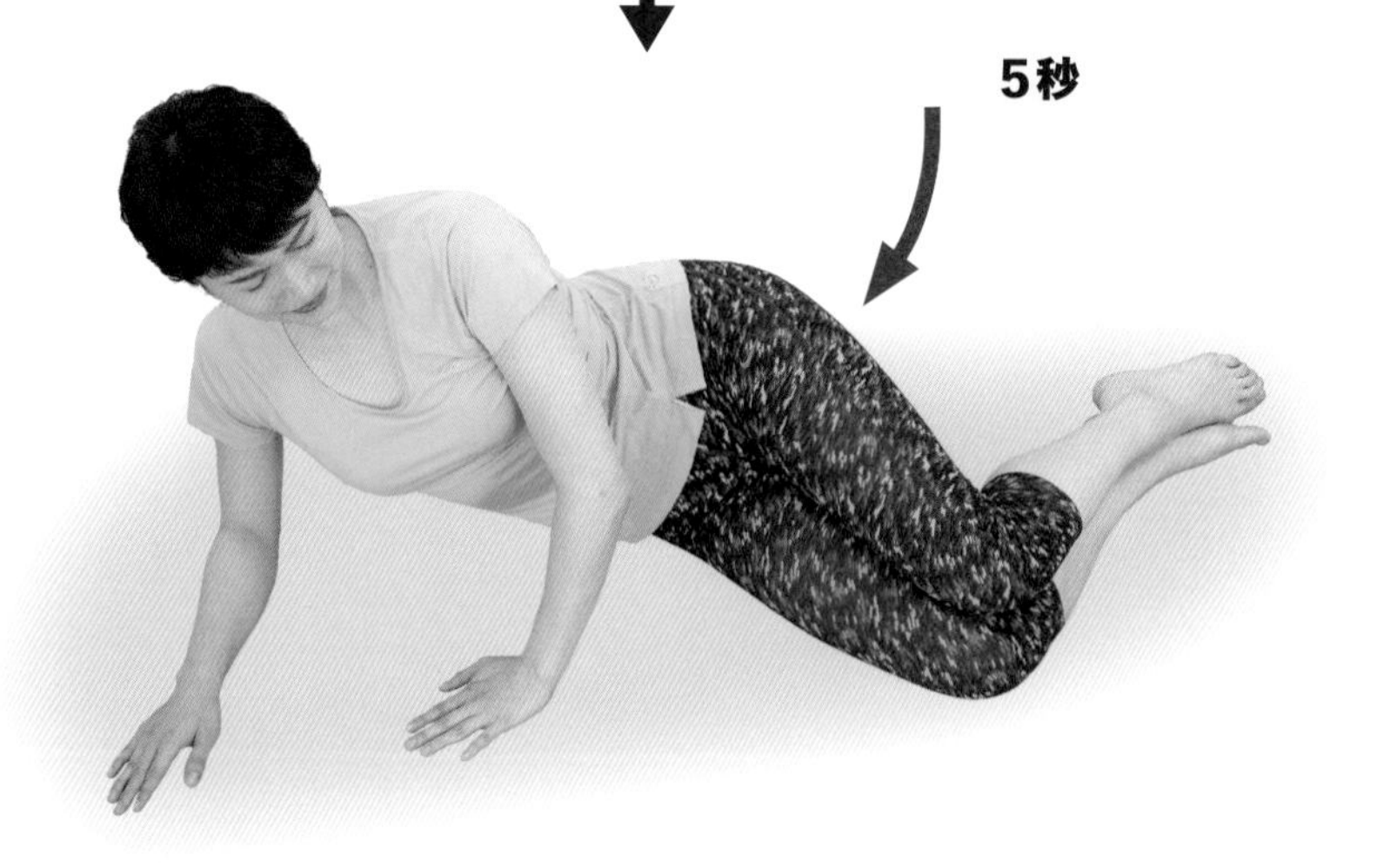

マッサージする筋肉の深さを変える

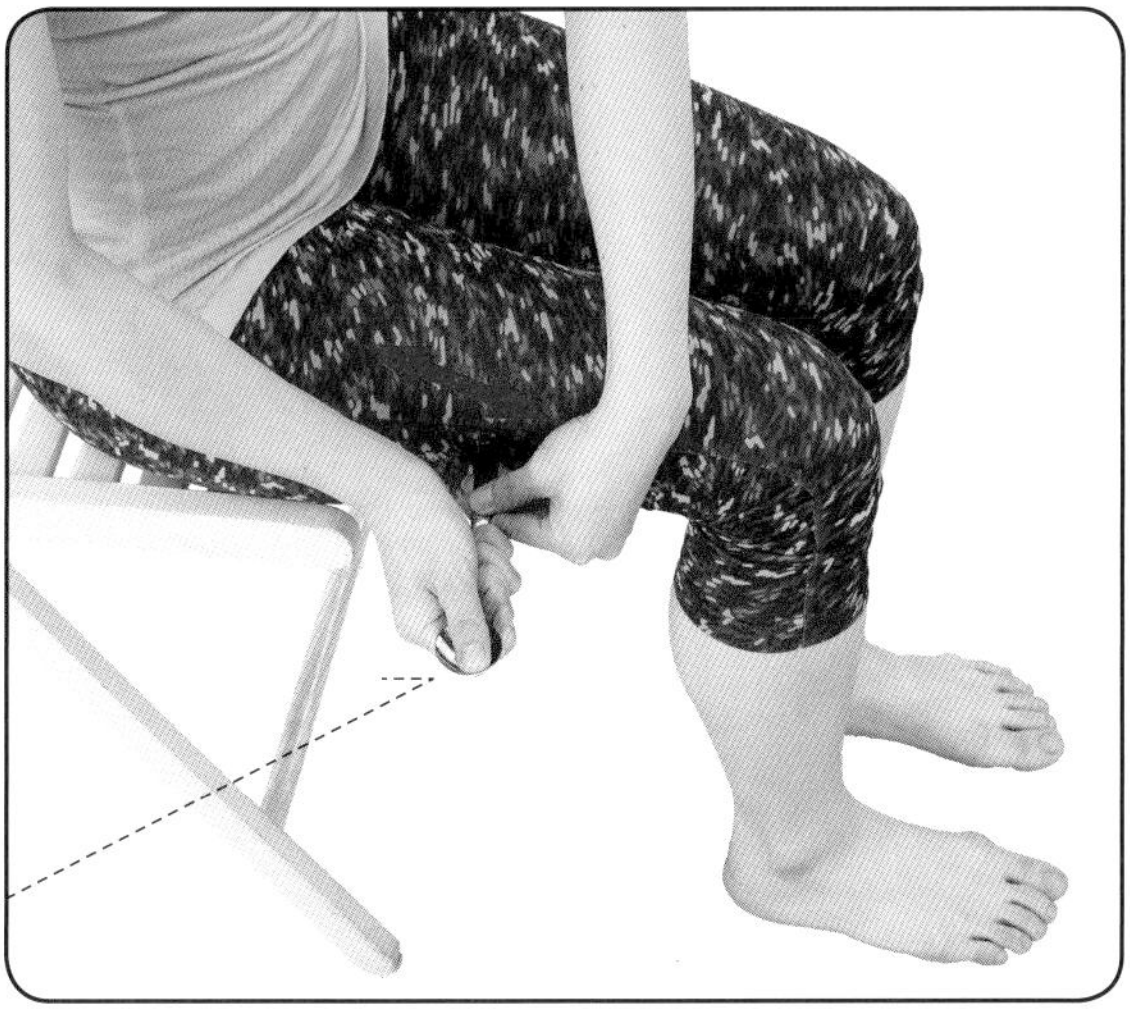

スプーンを使う

ももの深い部分の筋肉を刺激するテニスボールに対し、スプーンを使うと浅い筋肉を鋭く刺激できる

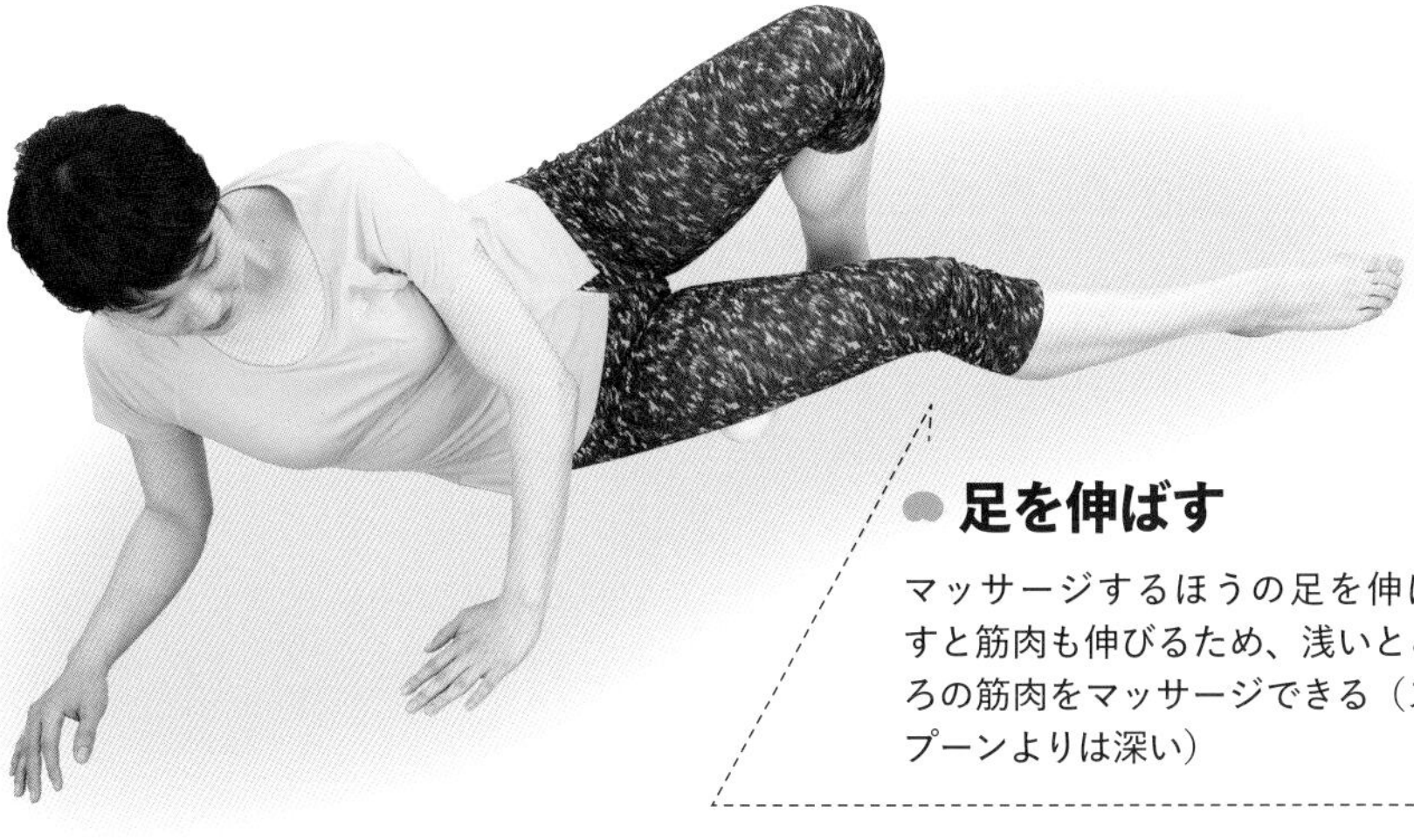

足を伸ばす

マッサージするほうの足を伸ばすと筋肉も伸びるため、浅いところの筋肉をマッサージできる（スプーンよりは深い）

Sec.
5

上半身の姿勢をよくする背中・肩のマッサージ

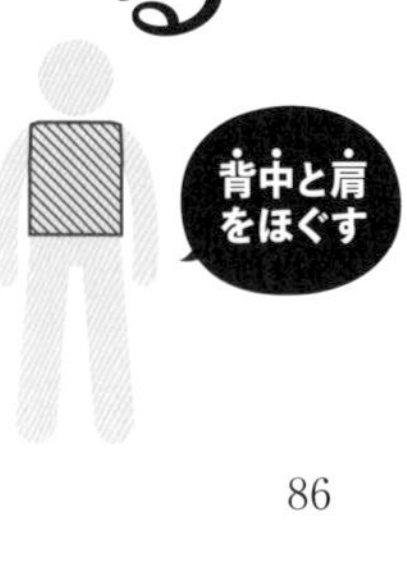

４つ目は背中と肩のマッサージです。

お尻を鍛えることと腕などの上半身をマッサージすることは、一見関係がなさそうに思えます。しかし、上半身をほぐし上半身の姿勢がよくなると、重心が改善し、身体のうしろの筋肉が使えるようになります。

背中は椅子などに座った状態で、スプーンの柄の部分を使って、背骨の外側のラインを、背中から腰にかけて強めに押していきます。背中のマッサージは腕を下からうしろに回して行いますが、**人それぞれ肩の柔らかさは異なるので、硬い人は届く範囲で構いません。**ただし、呼吸は止まらないように常に意識してください。

肩のマッサージは上から腕を回し、スプーンを使って行います。マッサージするポイントは左右2カ所ずつありますが、こちらも届く範囲で無理せずに行いましょう。

マッサージする場所

背中は6カ所

背中の下半分、背骨の外側のラインを左右3カ所ずつマッサージする。1カ所につき5往復を2セット行う

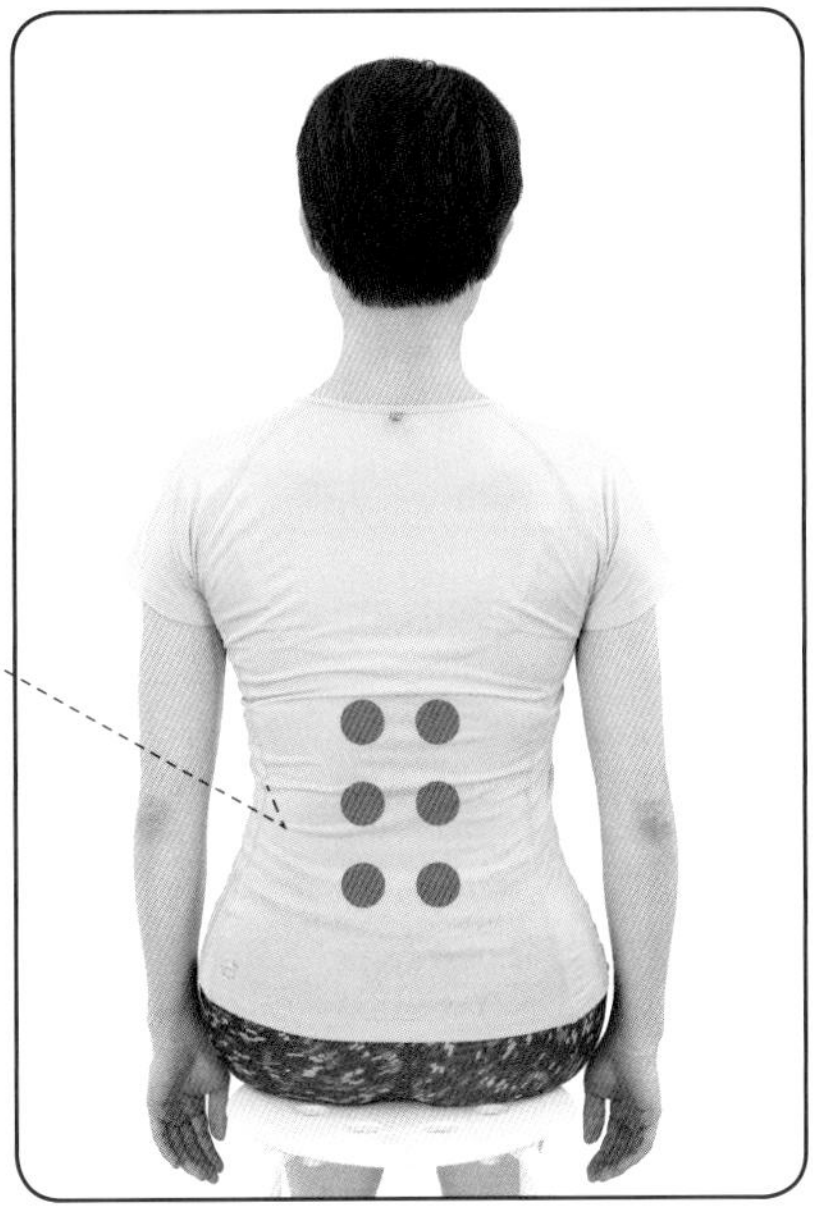

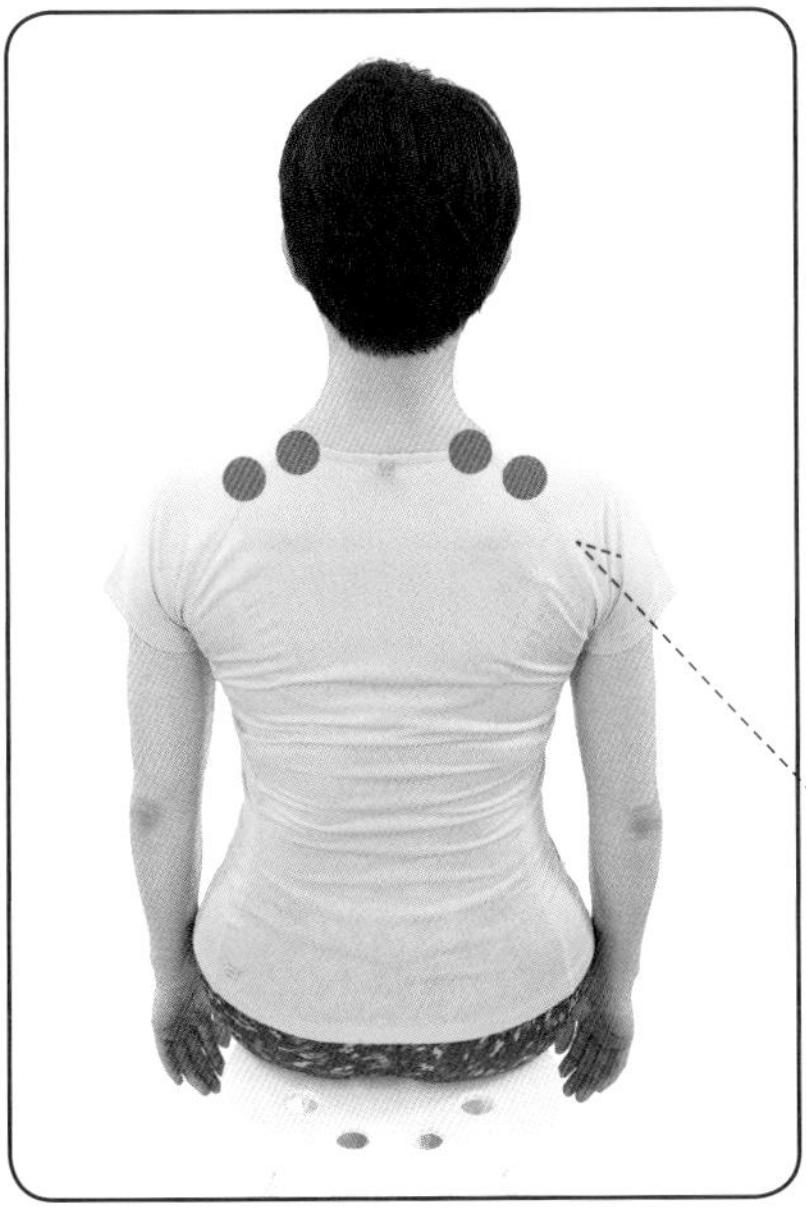

肩は4カ所

肩甲骨の上を左右2カ所ずつマッサージする。こちらも1カ所につき5往復を2セット行う

背中のマッサージの方法

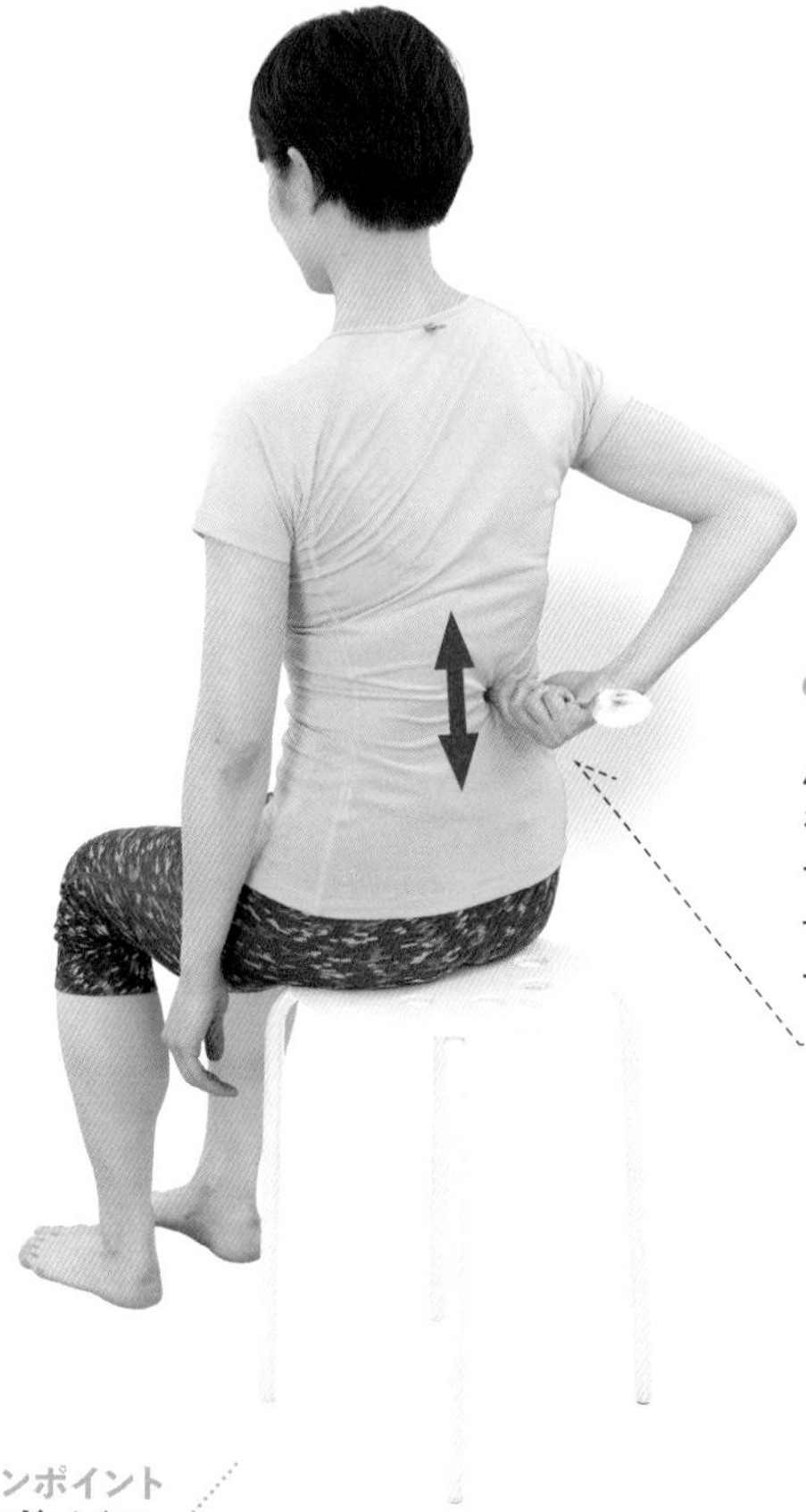

下から腕を回す

片手にスプーンを持ち、下から腕を回し、左右やりやすいほうの手でマッサージする。無理に6カ所すべてする必要はなく、届く範囲で行う

ワンポイント
アドバイス

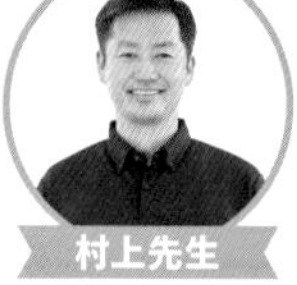

村上先生

これまでのマッサージより難しいですが、呼吸をしながらゆっくりほぐしましょう！

肩のマッサージの方法

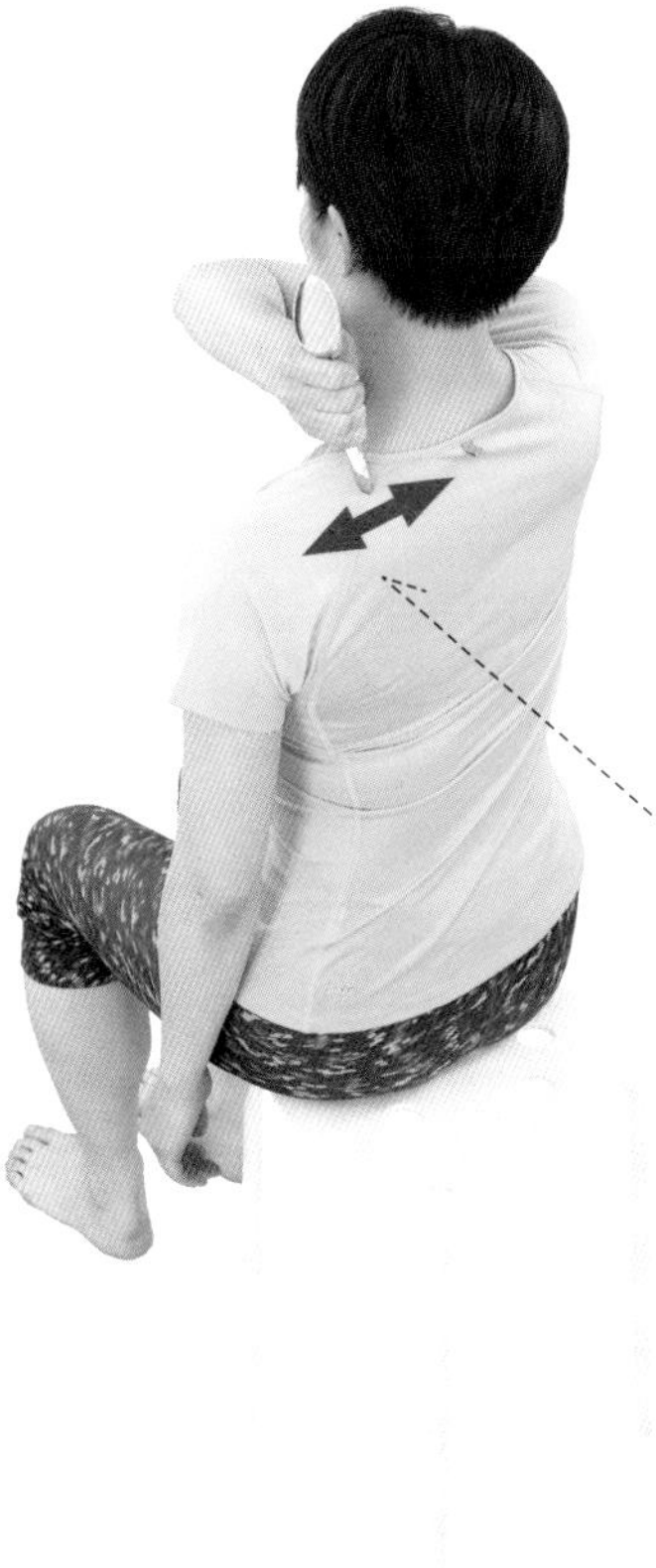

上から腕を回す

片手にスプーンを持ち、上から腕を回してマッサージする。届く範囲で無理せず行い、呼吸を忘れないようにする

先端に力が入らなくなってしまうので、スプーンを強く握りすぎてはいけません

Sec.
6

歩く動作を助ける腕のマッサージ

5つ目に紹介するのが、腕のマッサージです。

スクワットで体を沈ませるときも、望ましいのは腕に力が入っていない状態です。歩くとき自然と手を握っている人、杖をついている人がいますが、そうなるとお尻に力が入りにくくなり、腕も振りづらくなってしまいます。**歩く動作で腕は振り子の役目をもっているため、腕をリラックスして大きく振ることで自然と歩きやすくなるのです。**

腕のマッサージではスプーンを使い、外側と内側の筋肉をほぐします。外側のマッサージでは、写真のように座った状態で手の甲を上にして膝や机の上に手を置いてください。スプーンを片手で握り、柄の部分で薬指の延長線上をマッサージします。内側のマッサージは、手の甲を下に向けて小指の延長線上をマッサージします。スプーンを上下に押しながらほぐしてください。回数は1カ所につき5往復を2セットです。

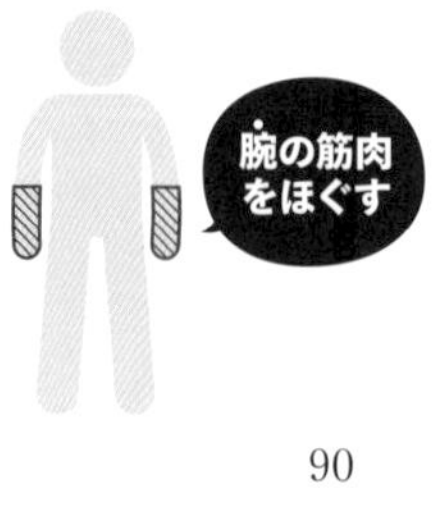

マッサージする場所

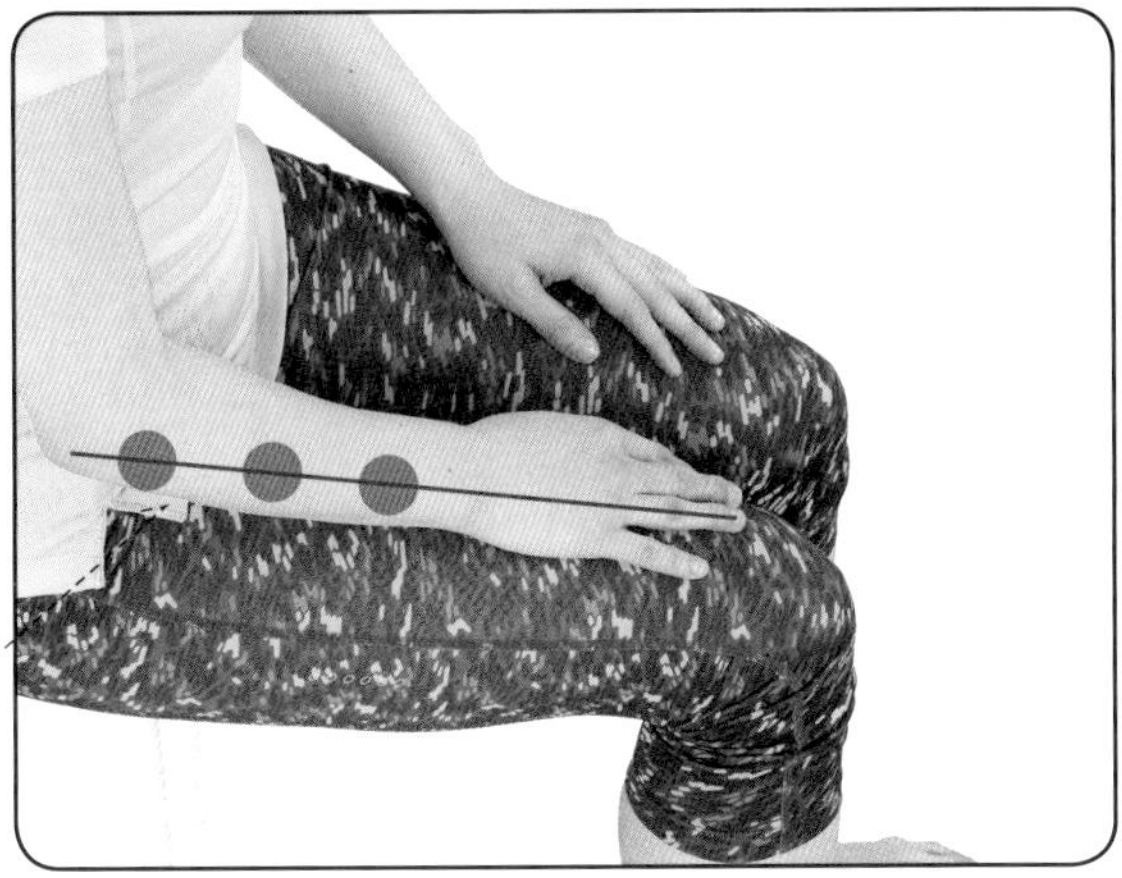

腕の外側

腕の外側は薬指の延長線上の3カ所をスプーンを使ってマッサージする

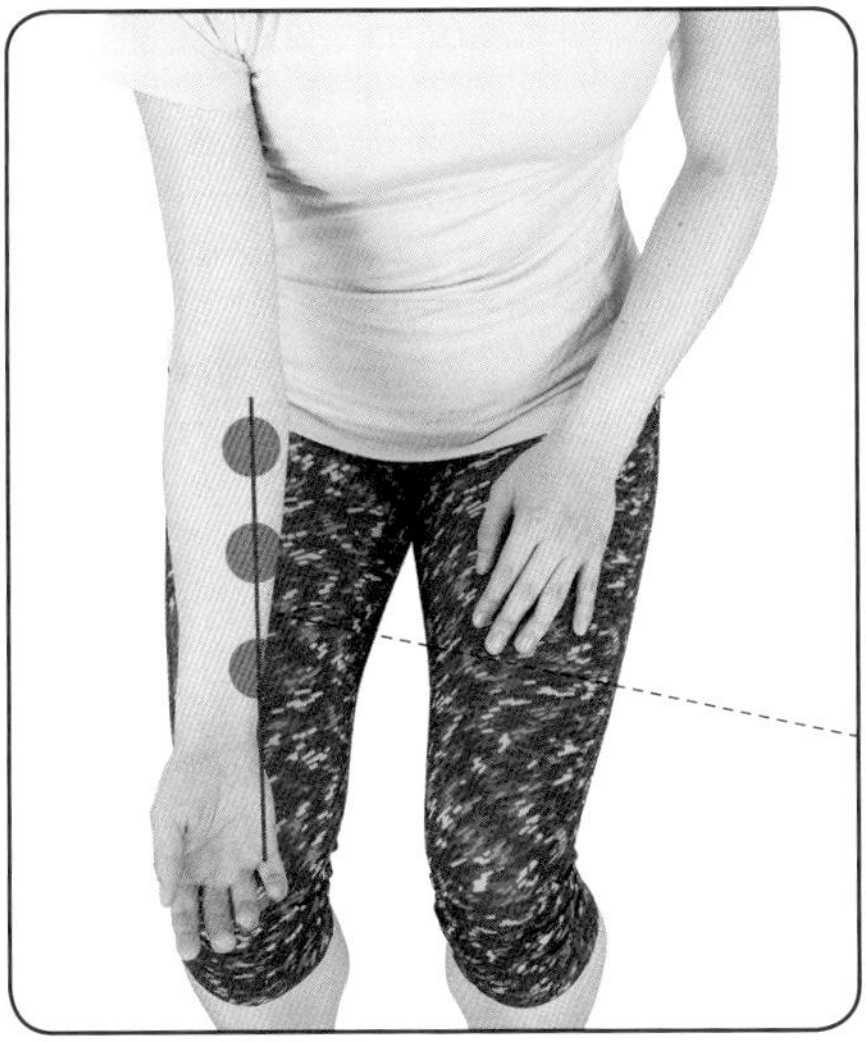

腕の内側

腕の内側は小指の延長線上の3カ所をマッサージする。1カ所につき5往復を2セット行う

腕のマッサージの方法①

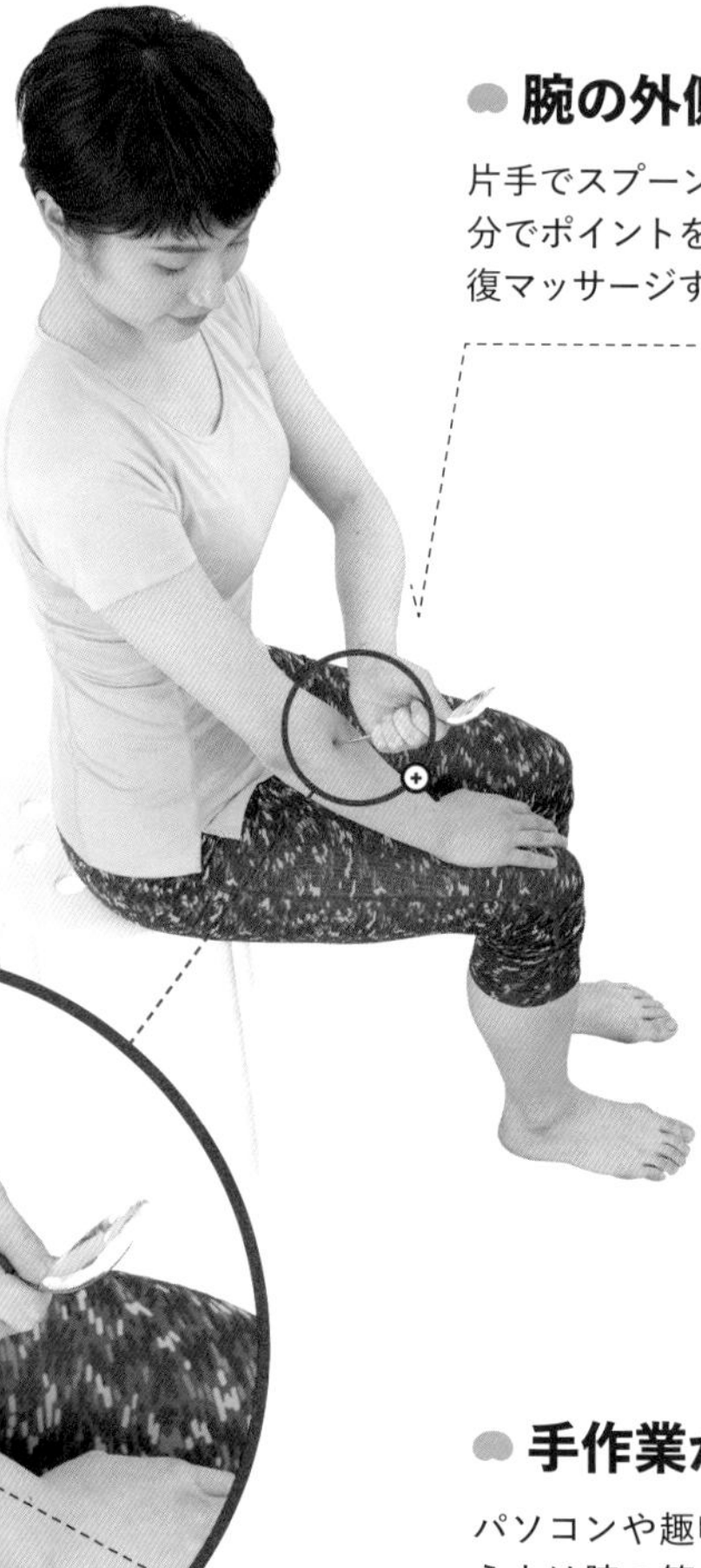

腕の外側

片手でスプーンを持ち、柄の部分でポイントを1カ所につき5往復マッサージする

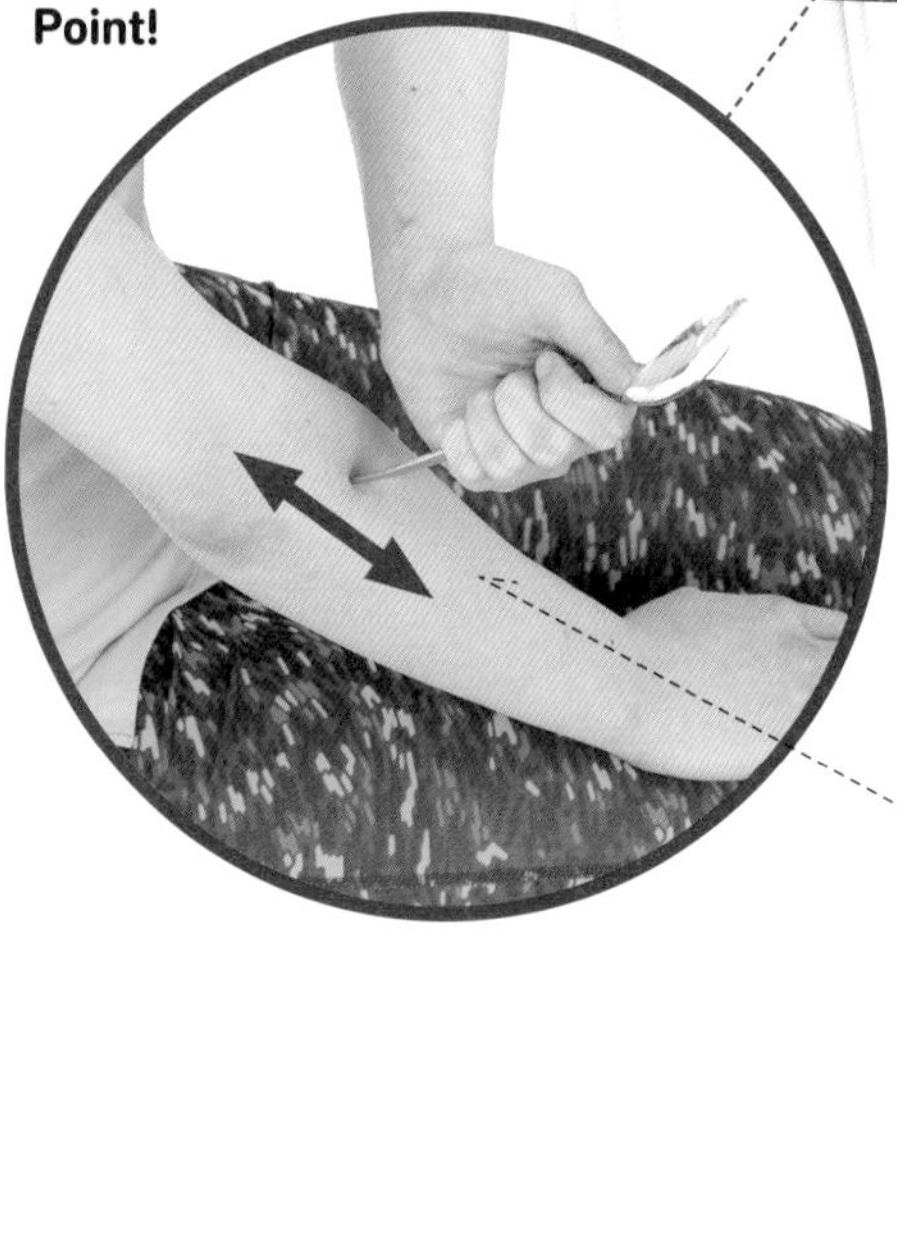

手作業が多い人

パソコンや趣味で手をよく使う人は腕の筋肉が硬くなっていることが多く、マッサージで手応えを感じやすい

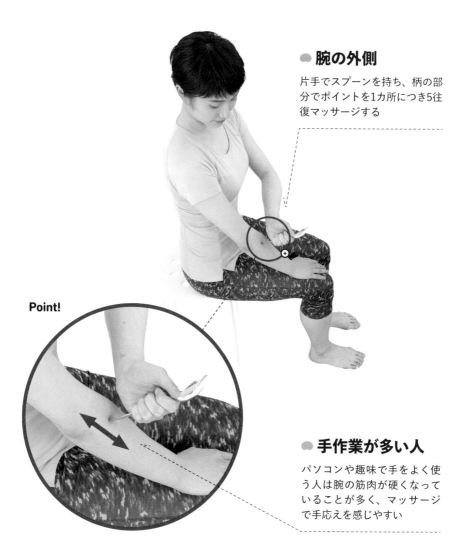

腕のマッサージの方法②

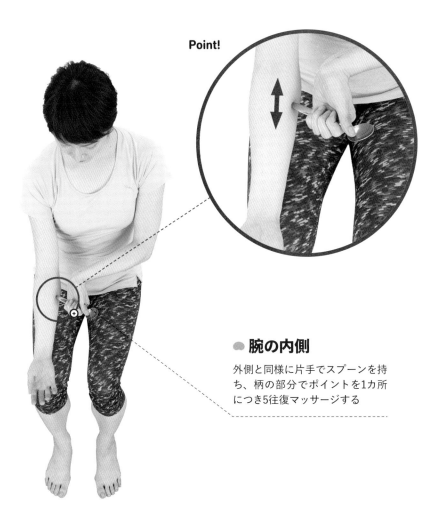

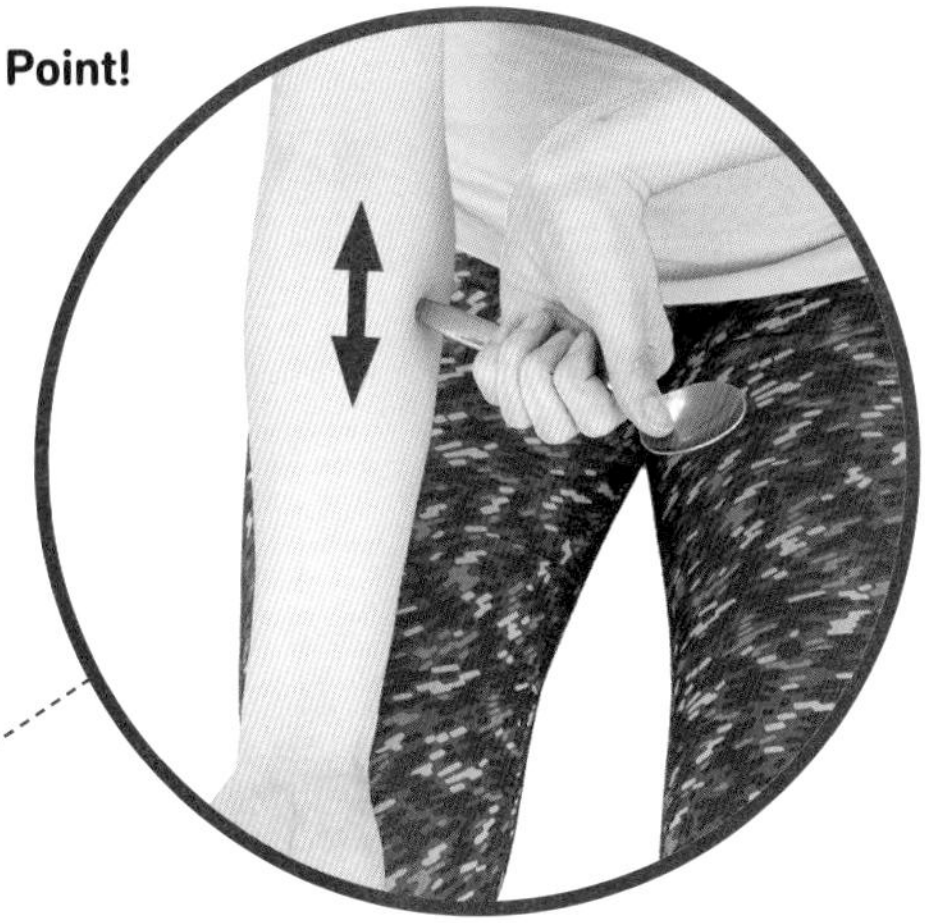

腕の内側

外側と同様に片手でスプーンを持ち、柄の部分でポイントを1カ所につき5往復マッサージする

Sec.
7

呼吸と姿勢を改善する鎖骨下のマッサージ

6つ目に紹介するのが鎖骨下のマッサージです。

トレーニング中に呼吸が止まってしまうという人には特におすすめのマッサージです。**鎖骨の下をほぐすことで肩こりや猫背が改善され、姿勢がよくなるので、楽に呼吸ができるようになります。**

まずはテニスボールで転がすようにマッサージをし、そのあとにスプーンを使いましょう。肩や背中だと手が届かなくてきついという人でも、鎖骨なら楽な体勢で行える点も魅力です。

鎖骨の下のマッサージは第4章で紹介した中ではマッサージの強さが一番難しいです。強くマッサージしすぎると、あとから頭痛や肩コリが出ることもあります。軽くマッサージしても効果が出やすい場所なので、力加減には気をつけましょう。

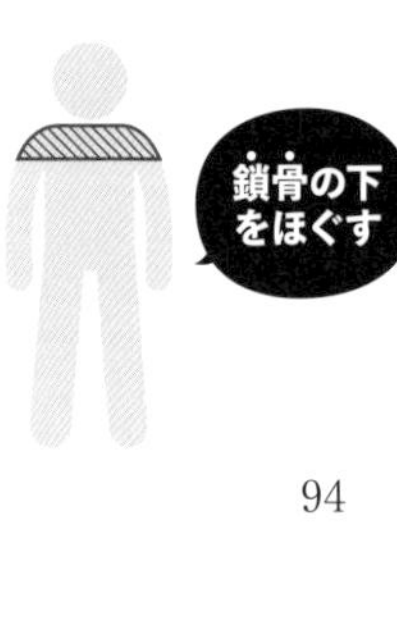

鎖骨の下をマッサージ

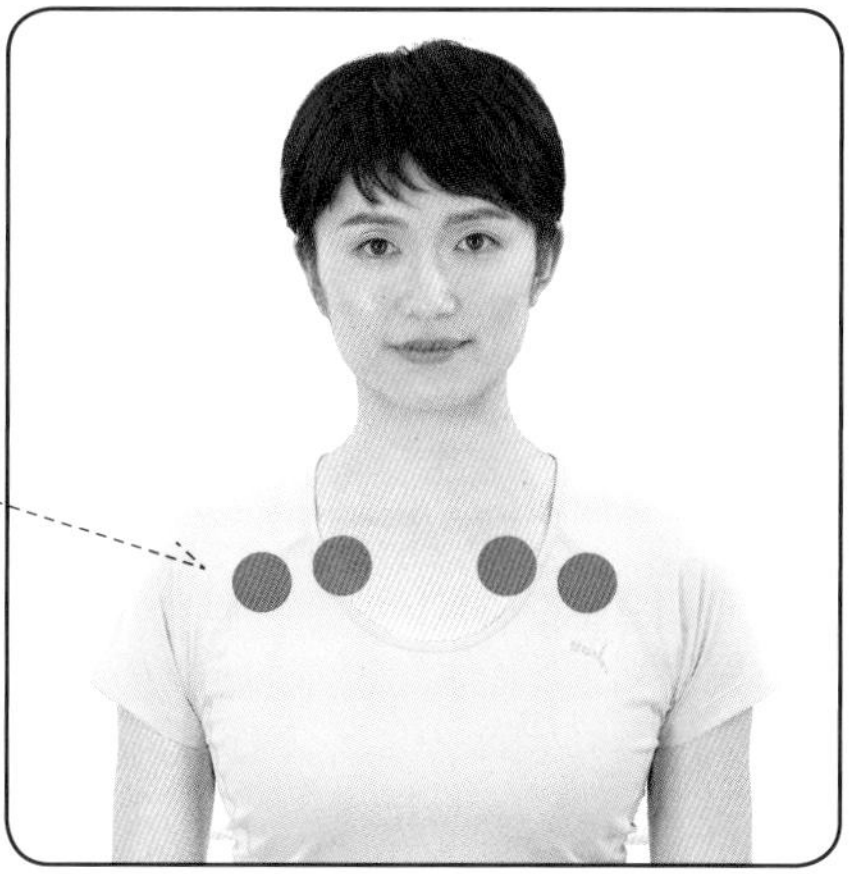

マッサージする場所

鎖骨の下のラインを左右2カ所ずつマッサージする。1カ所につき5往復を2セット行う

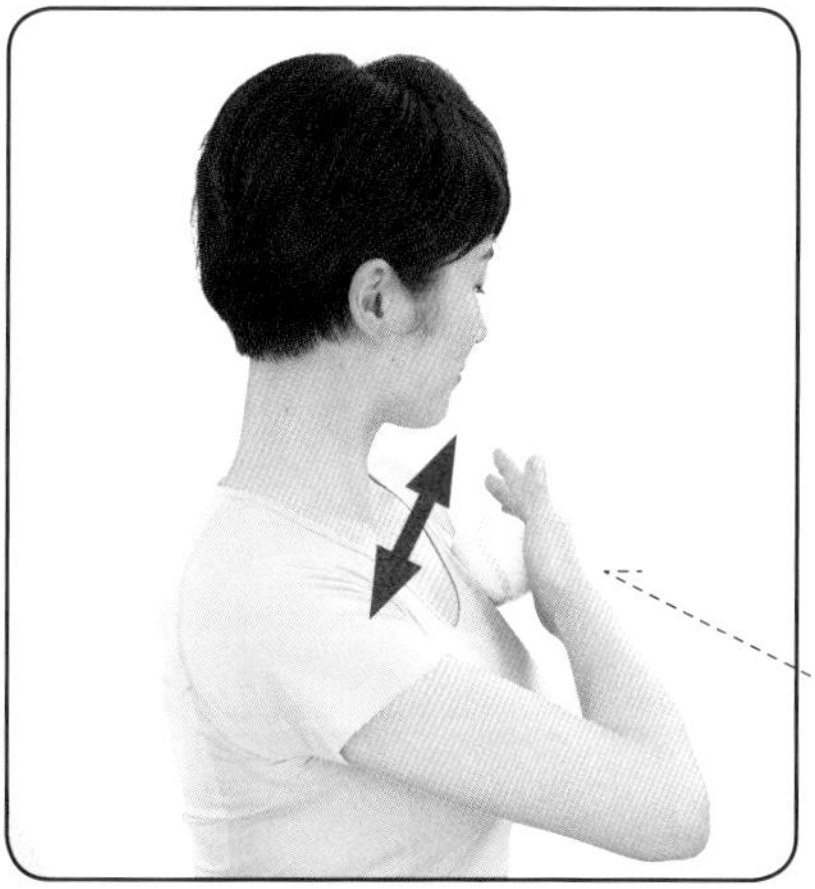

テニスボールを使う

まずはテニスボールを使い、片手の手のひらで転がすようにマッサージする

呼吸をしながら、少し痛いくらいの力でマッサージするとよいでしょう！

より鋭い刺激でマッサージする

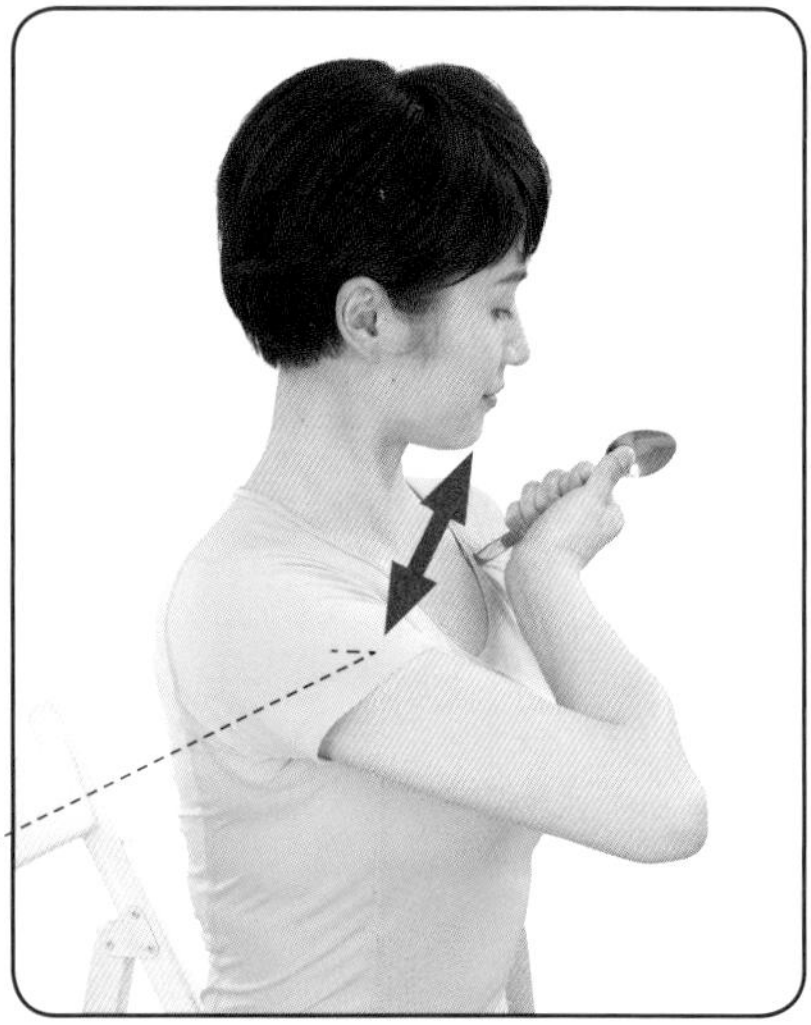

スプーンを使う

テニスボールのあと、片手でスプーンを持ち、柄の部分で同じポイントをマッサージする

マッサージで準備を整える

第4章では6つのマッサージを紹介しましたが、終わるたびに必ずスクワットで確認してみましょう。効果があるか確かめながらやるのが重要です。

野球やゴルフなどのプロの世界でも、たとえばスイングチェックを行い、トレーニングの結果が出ているかを確認するものです。その際、基準となるものをつくるとわかりやすくなります。

お尻に力が入るようになったら、トレーニングは好きなだけ行っても大丈夫です。ただし、形をまねても、お尻に力が入っていない状態でのトレーニングは、無駄になることもあります。しっかりと準備を整えたうえでトレーニングに臨んでください。

第5章

「体幹」トレーニングでお尻を鍛える

第5章では3つのトレーニングを紹介します。スクワットに加えてこられのトレーニングも行うと、体のバランスがよくなり、よりお尻が使えるようになります。

Sec.
1

トレーニング前の注意点

第5章では、「ランジ」「ヒップアブダクション」「ヒップエクステンション」の3つのトレーニングを紹介します。そこで、まずは振り返りも兼ねてトレーニングをする際に気を付ける4つのポイントを説明します。

ひとつ目は、トレーニングの回数についてです。トレーニングははじめの段階では量より質です。回数よりもどこに力が入っているかを確認しながらトレーニングしましょう。今までトレーニングなさっていない人は、**いきなり回数を増やさず、徐々に回数を増やしてください。**

2つ目は、トレーニング中に呼吸するという点です。たびたび触れていますが、呼吸を止めてトレーニングをすると力んでしまい、肩コリやトレーニングしている場所の筋肉が硬くなってしまいます。

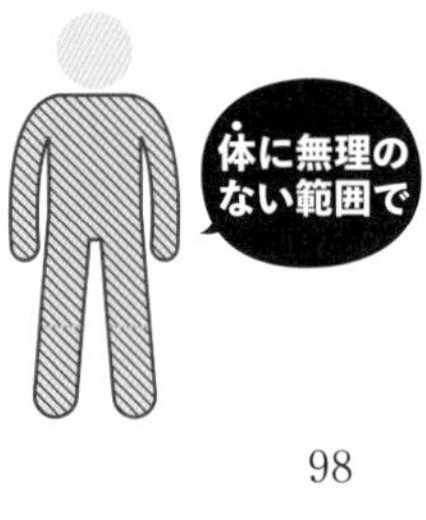

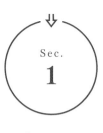

トレーニングの注意点

1
回数よりもどこに力が入っているかを重視する

2
トレーニング中に呼吸を止めない

3
痛みや強いつっぱり感がある場合は中止する

4
ケガや病気の既住歴がある人は医療機関に相談する

無理のない範囲で行う

3つ目に、トレーニング中にどこか痛い、強いつっぱり感が強く感じたら、無理をしないで中止し、医療機関に相談してください。また、トレーニング前からどこかに痛みを抱えている人は、**無理をしない範囲で行ない、痛みがある場合は中止してください。**

4つ目に、ケガや病気の既住歴がある人や治療中の人は、トレーニングを行ってよいかの確認です。運動の可否について医療機関に相談し指示に従うことをおすすめします。

安全第一にエクササイズ・トレーニングを実施しましょう。

Sec.
2

バランス感覚を上げるランジトレーニング

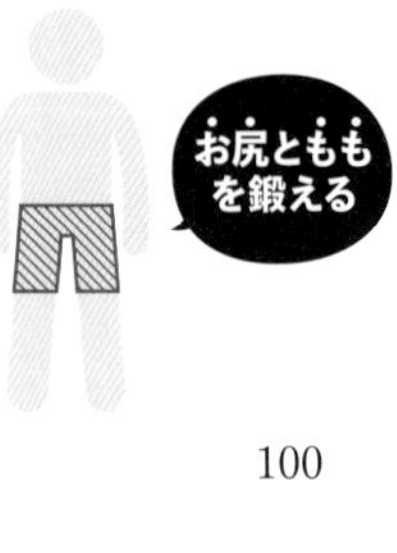

ひとつ目に紹介するトレーニングは「ランジ」です。ランジはスクワットと異なり、左右別々に行う必要がありますが、**左右の筋力のバランスを整えることができるというメリットがあります。**

上体を少しうしろに倒しながら(重心はうしろ足)、前足の踵ついて着地します。着地したあと上体は床に対して垂直になります。前後の足は90度曲げる状態になります。元の状態に戻るときは上体をうしろに倒し、うしろ足で踏ん張りつつ前足で蹴って戻ります。戻るときの重心はうしろになります。

このとき、次の3つのことを心がけてください。

ひとつ目は、前足のももは床に平行にし、上体はまっすぐで床に垂直な状態を常に意識してください。ここで上体が丸まっていたり横に倒れていたりすると、腰への負担が大き

ランジのトレーニング方法

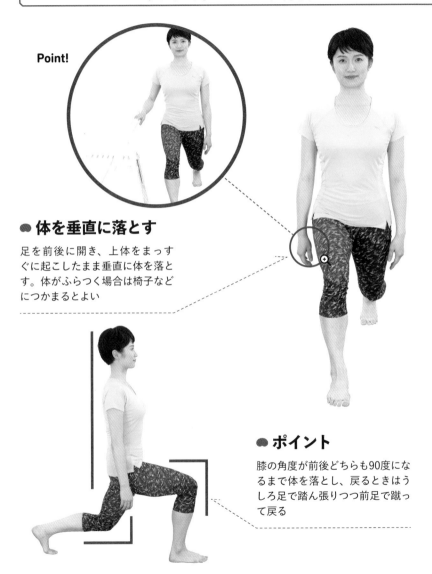

Point!

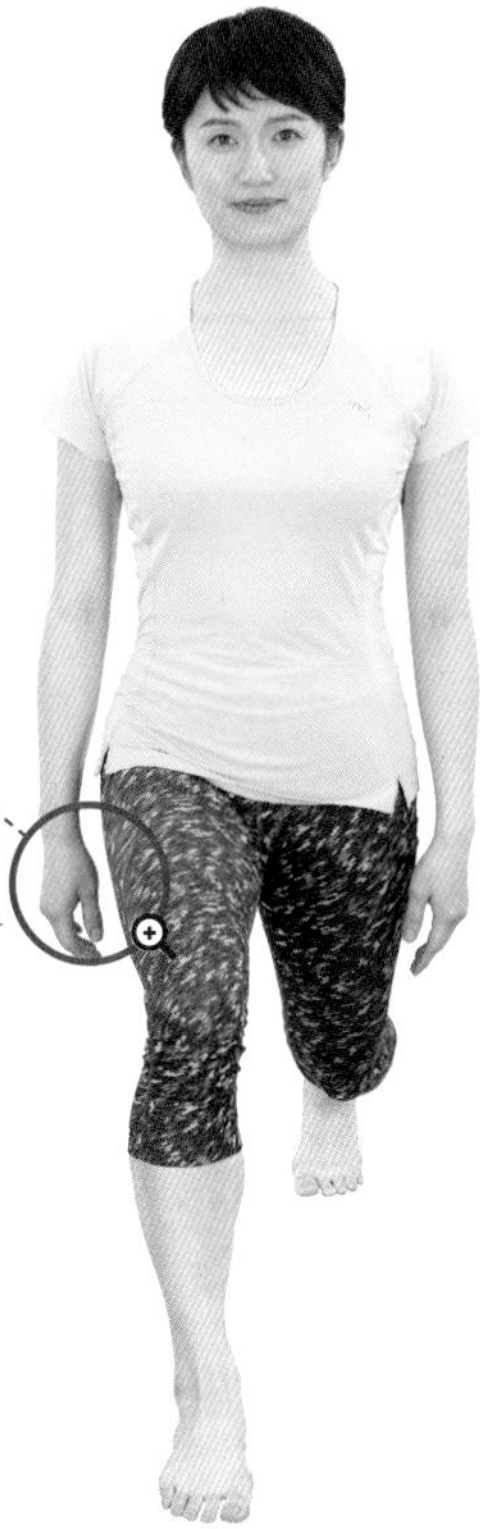

体を垂直に落とす

足を前後に開き、上体をまっすぐに起こしたまま垂直に体を落とす。体がふらつく場合は椅子などにつかまるとよい

ポイント

膝の角度が前後どちらも90度になるまで体を落とし、戻るときはうしろ足で踏ん張りつつ前足で蹴って戻る

く、腰痛の原因にもなります。

2つ目は、膝を曲げたとき、前の膝がつま先よりも先に出ていないことです。重心が前にいきすぎてしまい、膝関節への負担が大きく、痛める原因にもなってしまいます。そのためにも、うしろ足の指を曲げることで重心が前に行きすぎず、うしろの膝も曲がるようになり、前後バランスがよいフォームになります（前ページ図参照）。

3つ目は、前の膝やつま先を正面に向けることです。内側に入っていたり、外側に向いていたりして正面を向いていないと、お尻に力が入りません。

必ず左右両方でトレーニングする

回数の目安としては、左右5回ずつを1セット行い、慣れてきたら少しずつセット数を増やしていくのがよいでしょう。また、同じ足でトレーニングし続けると左右のバランスが崩れる原因になるので、必ず左右両方で行ってください。

ランジで望ましいのは、**太ももの前側や裏側の筋肉、そしてお尻の辺りに力が入っている状態です**。今までももの前を使いすぎていた人は、うしろ足のももの前の筋肉が伸びている感覚が強いでしょう。

うしろ足のももの前の筋肉が痛くなってしまう人は、まだランジをする段階ではないので、中止してください。マッサージやほかのトレーニングを行い、ももの前の筋肉への痛みが改善されたらまたトライしてみましょう。

ランジのダメな例

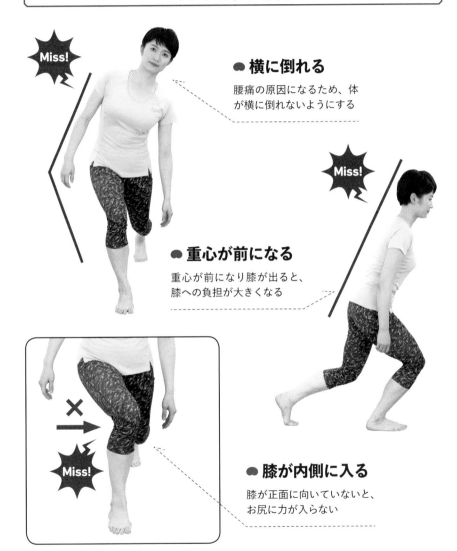

横に倒れる

腰痛の原因になるため、体が横に倒れないようにする

重心が前になる

重心が前になり膝が出ると、膝への負担が大きくなる

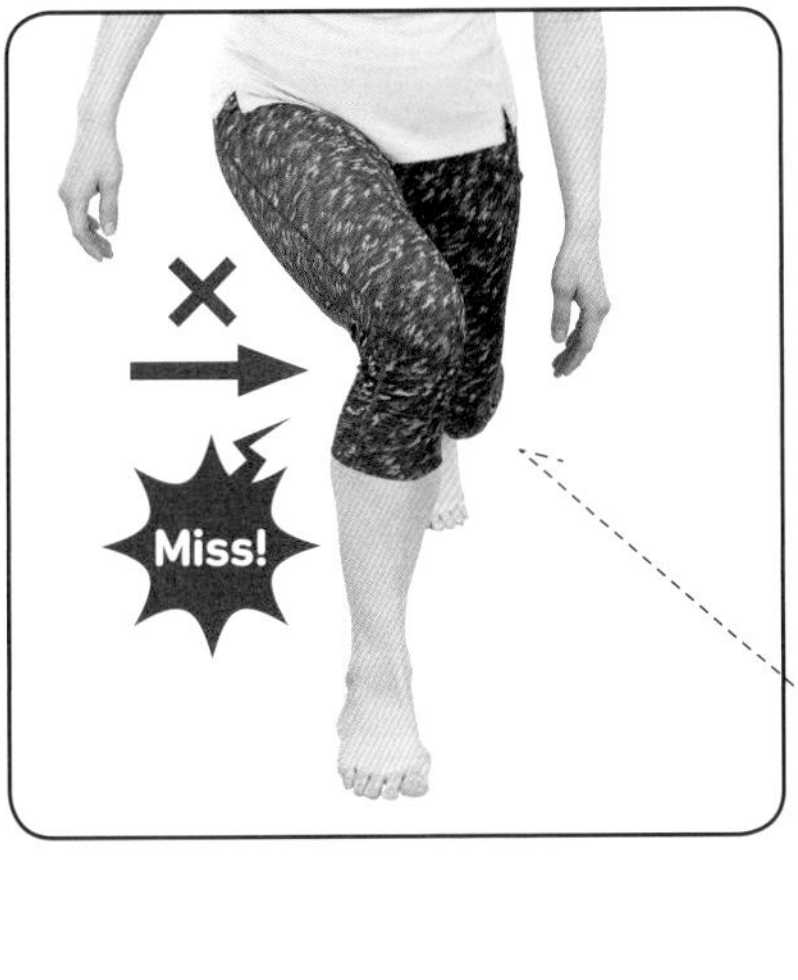

膝が内側に入る

膝が正面に向いていないと、お尻に力が入らない

Sec.
3

左右バランスを強化するヒップアブダクション

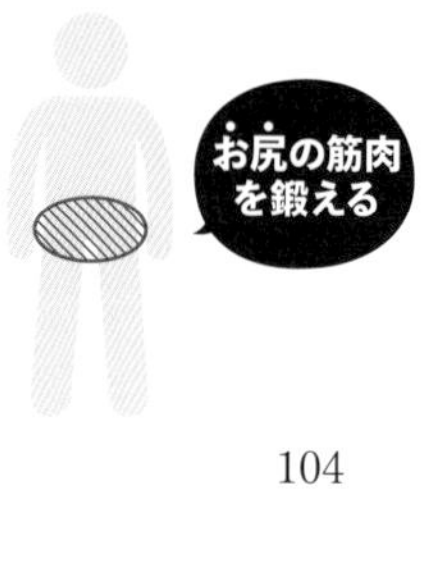

2つ目に紹介するのは「ヒップアブダクション」です。ヒップアブダクションは、**中殿筋や小殿筋といったお尻の筋肉を鍛えるための体幹トレーニングです**。実は、3つのチェック法の「横に足を上げる」動きとして、26ページでも紹介しました。

ヒップアブダクションにもいくつか種類がありますが、本書ではもっとも基本的なやり方を紹介します。3つのチェック法では立った状態で行いましたが、寝ている状態でも構いません。改めてやり方を確認しながらやってみてください。

立って行う場合、バランスがとりづらい人は壁、椅子などで軽く捕まりながらでも大丈夫です。まず、背筋を伸ばしてまっすぐ立ちます。次に、片足を真横に上げ、限界のところまでもっていき、下ろします。このとき、肩から股関節のラインをまっすぐに保つよう意識してください。軸となる足は曲がっていても構いません。

ヒップアブダクションの方法①

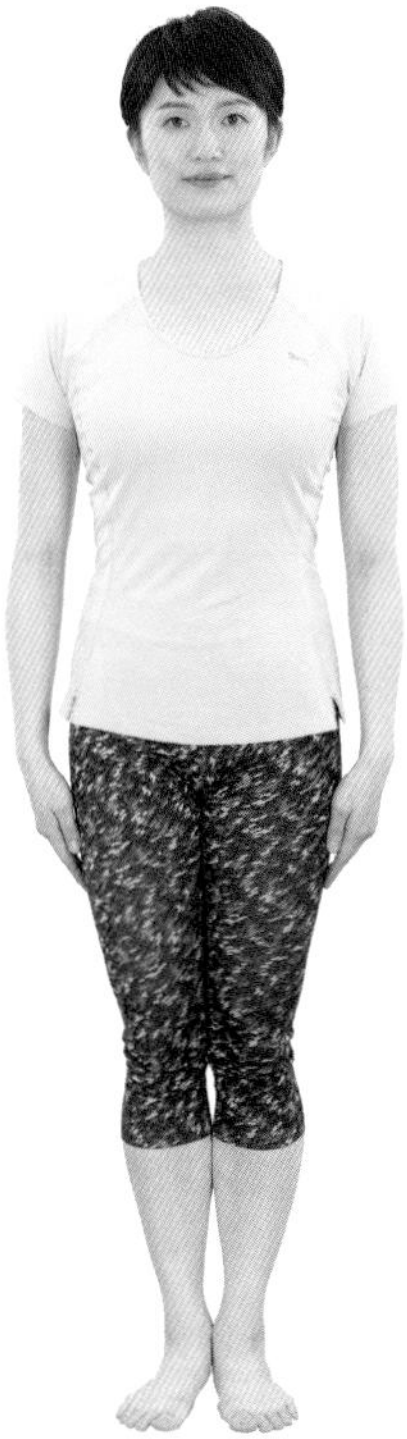

立って行う場合

背筋を伸ばした状態から、片足を真横に上げ、限界のところまでもっていく。肩から股関節のラインはまっすぐに保つ

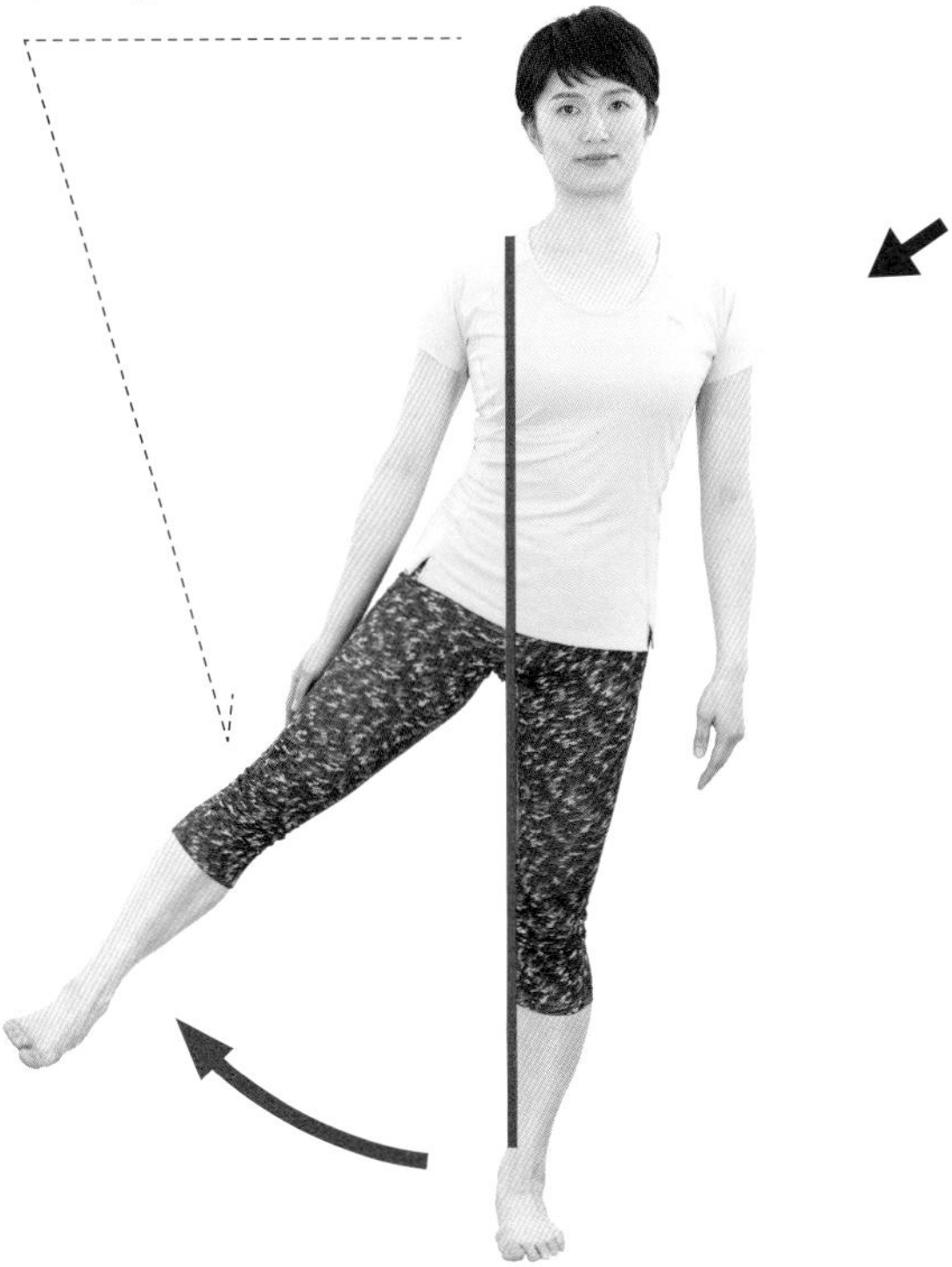

寝た状態で行う場合は、体の左右どちらかを下にして横向きになり、下になっているほうの肘をついた状態で、上のほうの足を上げていきます。立って行う場合も寝て行う場合も「ランジ」同様、左右両方とも行ってください。

特に立って行う場合は、上半身が反対側に倒れてしまったり、または立っている状態でも寝ている状態でも、体をひねってしまって、足が横にではなく前やうしろに上がってしまったりしないように気をつけてください。そのようになってしまう場合、まだお尻が使えていないということです。

呼吸がしづらい人は数を数える

ポイントとしては、ゆっくり息を吐きながら上げることです。呼吸が苦手な人は、ここで無意識に息を止めてしまうことがありますが、そうなると、余計なところに力が入りすぎてしまいます。**呼吸がしづらい人は数を数えながらトレーニングしてください。**

寝ながら行う場合、高齢者の人や肩を痛めている人は無理をせず、肘をつかず頭を枕などにつけた状態でも問題ありません。上のほうの手で上半身を支えながら、足をできるだけ高く上げてください。このとき、下の足は曲がっていても大丈夫です。

首を浮かせると辛い人は枕などに頭をつけた状態でやると、首に無駄な力が入らないので楽になります。

中殿筋や小殿筋には、骨盤を安定させる役割があり、立っているときや歩くときに極め

ヒップアブダクションの方法②

●寝て行う場合

横になってやるときは下側の腕の肘をつき、反対の腕で体を支えながら、上側の足をまっすぐ上げる

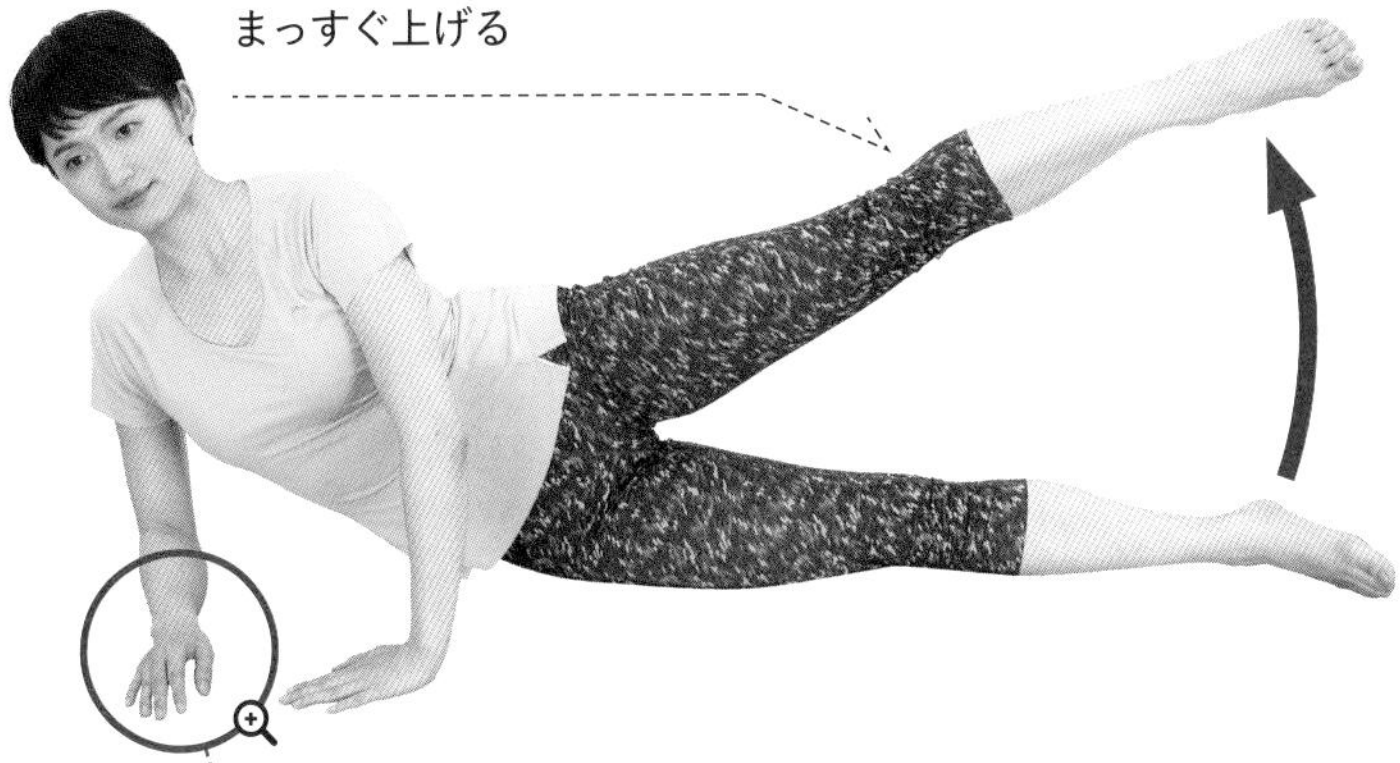

Point!

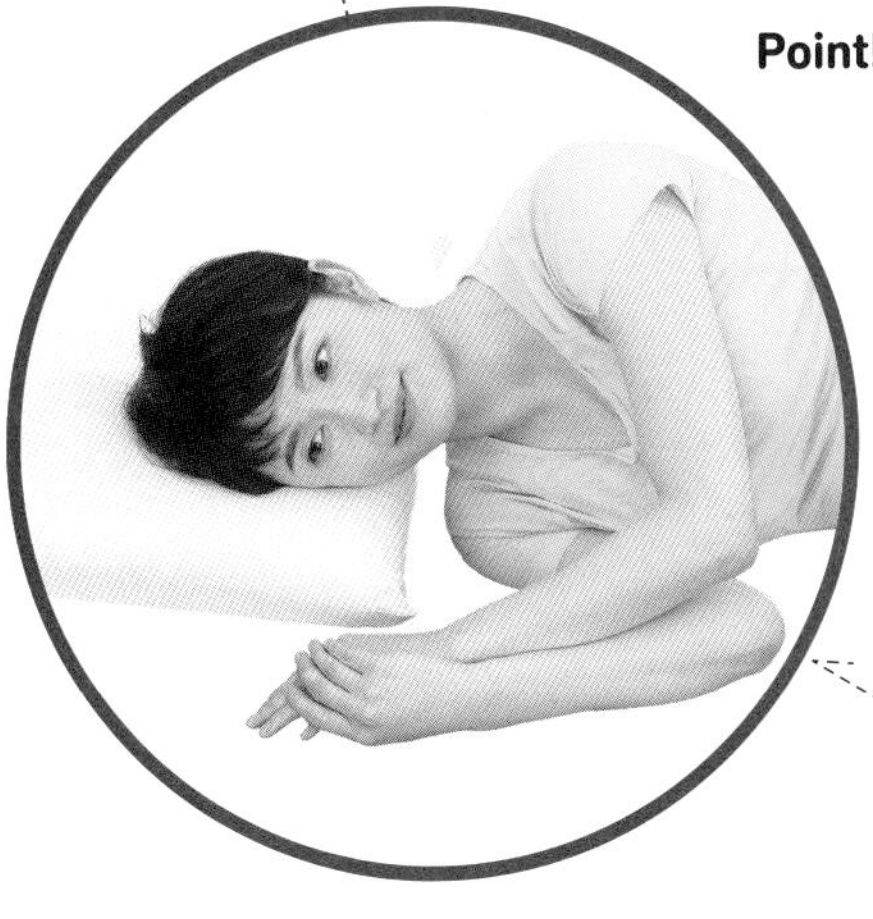

●つらいときは

体勢がつらい場合は枕などを置き、頭をつけてやると楽になる

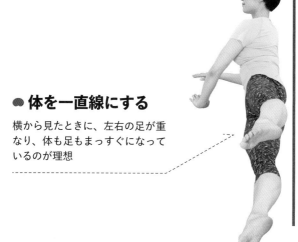

横から見たヒップアブダクション

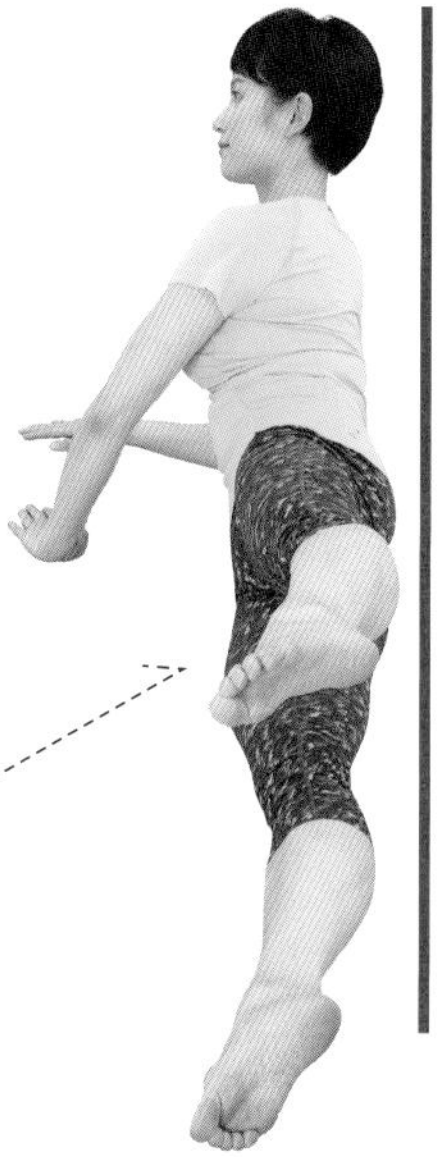

体を一直線にする

横から見たときに、左右の足が重なり、体も足もまっすぐになっているのが理想

て重要な筋肉です。ここが弱いと、このトレーニングにおいてもそうですが、片足立ちになったときなどに上半身が倒れてしまったりして、まっすぐに保つことができず、股関節や腰、膝などに負担をかけてしまいます。

骨盤を安定させる

このトレーニングはヒップアップ効果をねらって取り組む女性の人も多いですが、ここを鍛える最大の意義は、やはり骨盤を安定させることにあります。**骨盤が安定すると、歩くのも立ち上がるのも楽になります。**

回数の目安としては、これもはじめのうちは左右5回ずつを1セット行い、慣れてきたら徐々に増やしていくとよいでしょう。

ヒップアブダクションのダメな例

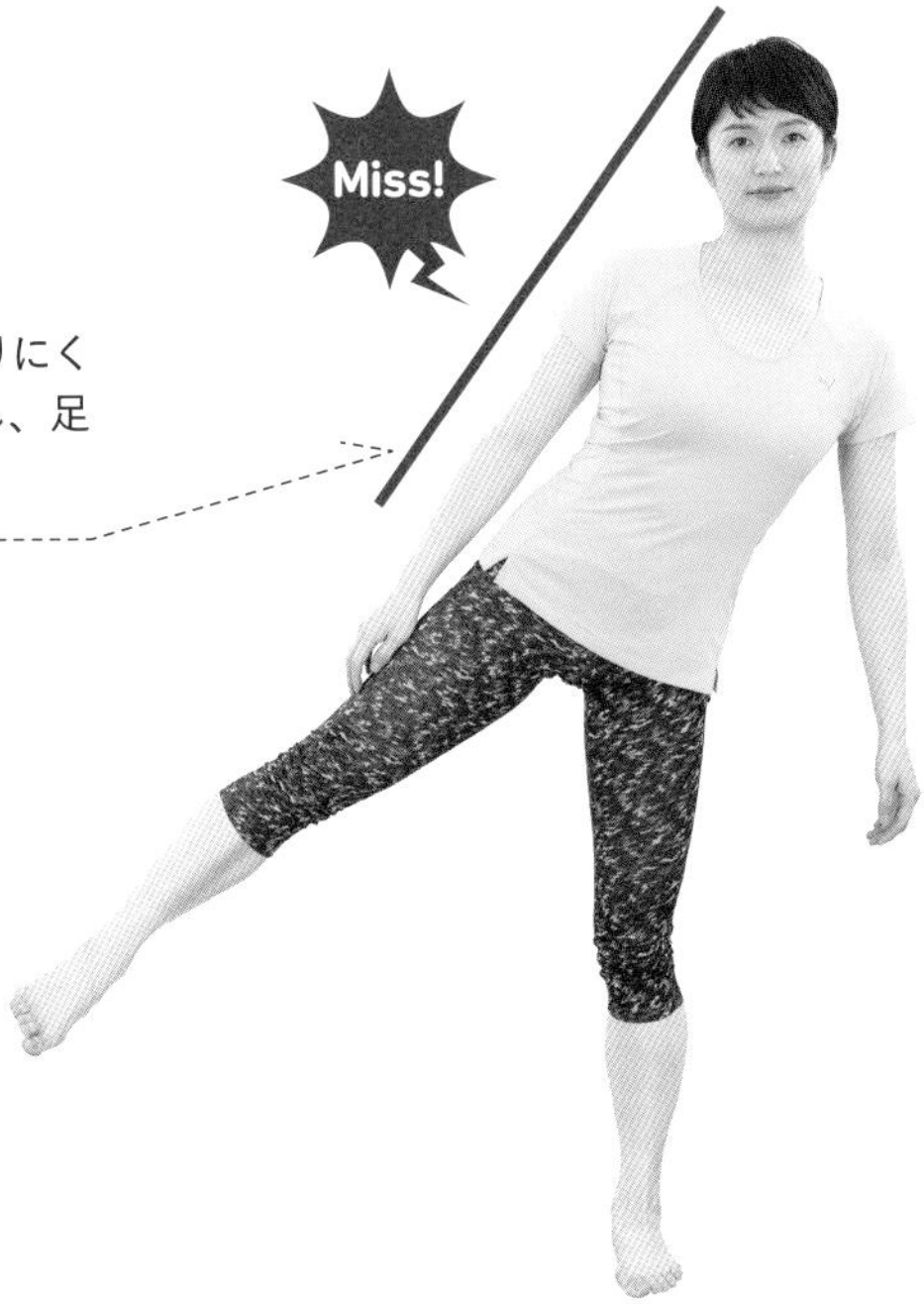

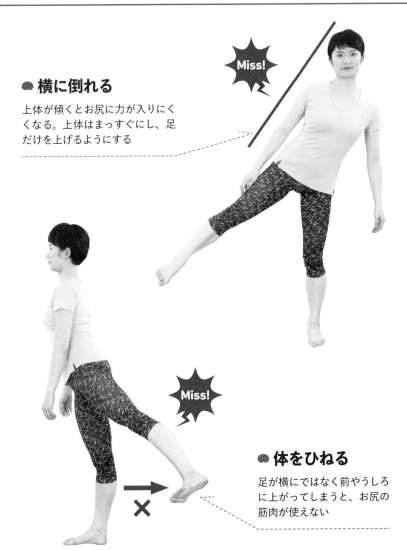

横に倒れる

上体が傾くとお尻に力が入りにくくなる。上体はまっすぐにし、足だけを上げるようにする

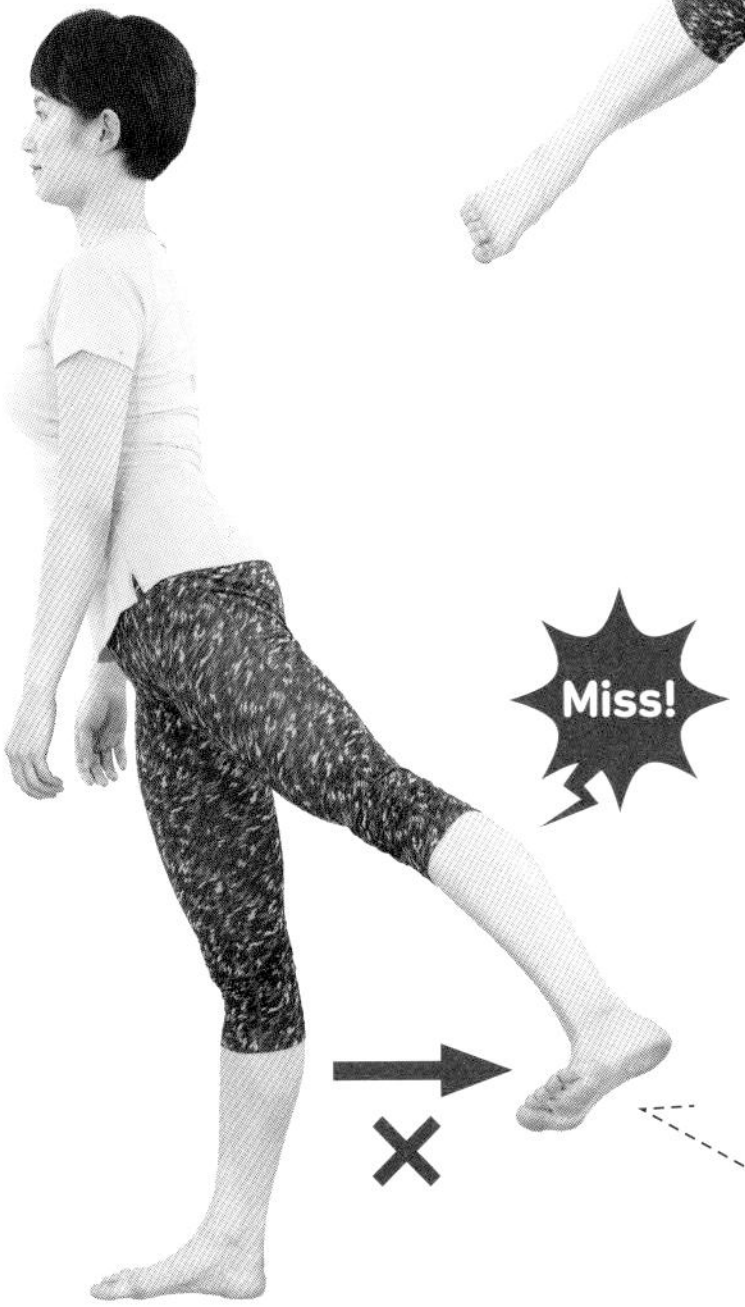

体をひねる

足が横にではなく前やうしろに上がってしまうと、お尻の筋肉が使えない

Sec.
4

前後バランスを強化するヒップエクステンション

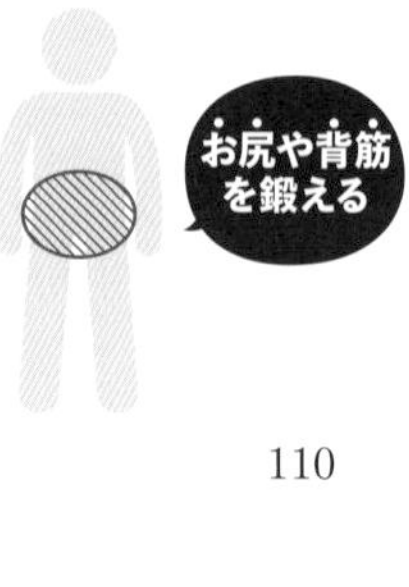

最後に紹介するのが「ヒップエクステンション」です。ヒップエクステンションは、ヒップアブダクションと同じく、**中殿筋や小殿筋などのお尻の筋肉を鍛えるための体幹トレーニングです。**歩く際に重要なももの裏の筋肉や背筋も鍛えられます。ヒップアブダクションにも似ていますが、今度は足をうしろに上げます。

寝た状態で行う場合は、ヒップアブダクション同様、トレーニングする側の足を上側にして横向きになり、肘をついた状態で、下の足を曲げて、上のほうの足をうしろにもっていきます。限界までもっていったら、ゆっくり戻しましょう。

このトレーニングも、肩や首が辛い人は無理をせず、横になった状態で行ってください。寝ながら行う場合、枕などに頭をつけても構いません。その際、肘をつかず、上のほうの手を床について、上半身を支えながら行うとよいでしょう。

ヒップエクステンションの方法①

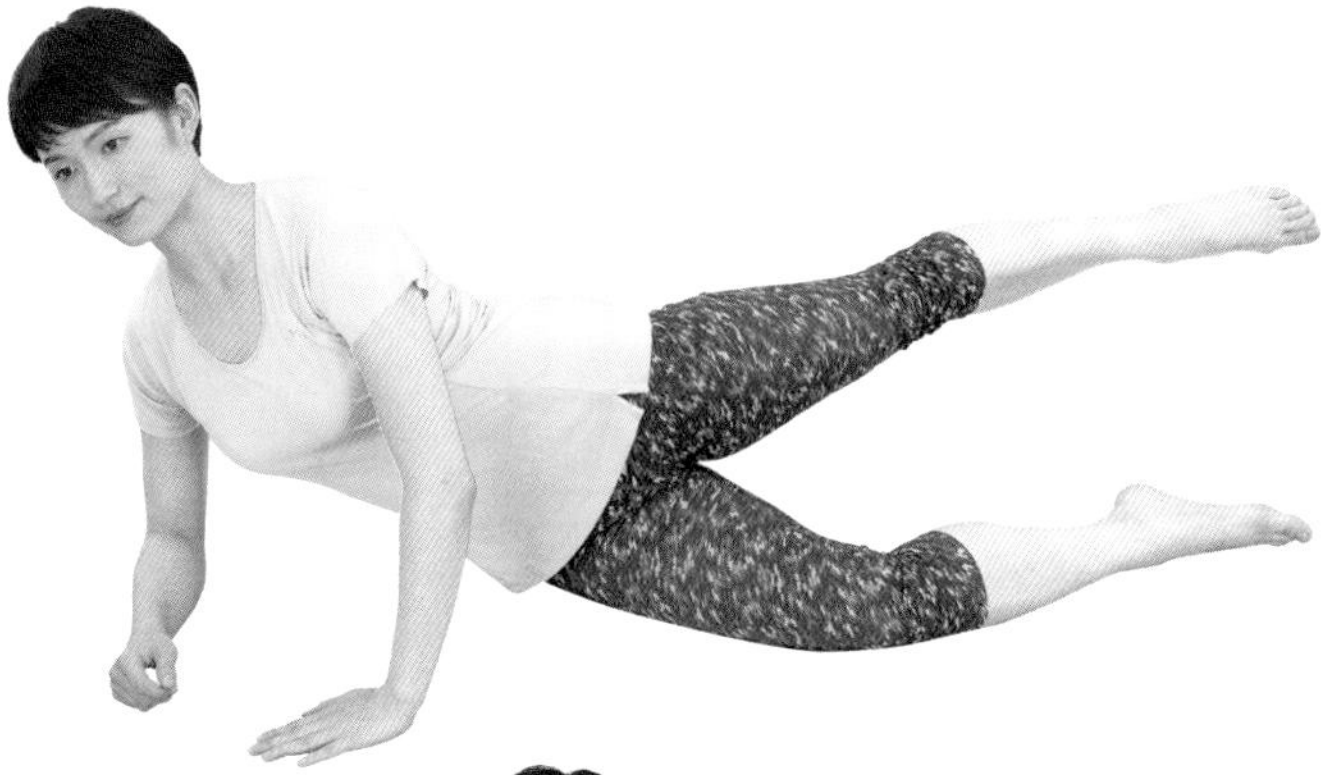

体を支える

上側の手を床につき、体を支える。枕などに頭をつけて行う場合も同様に、上側の手で支えるとバランスがとりやすい

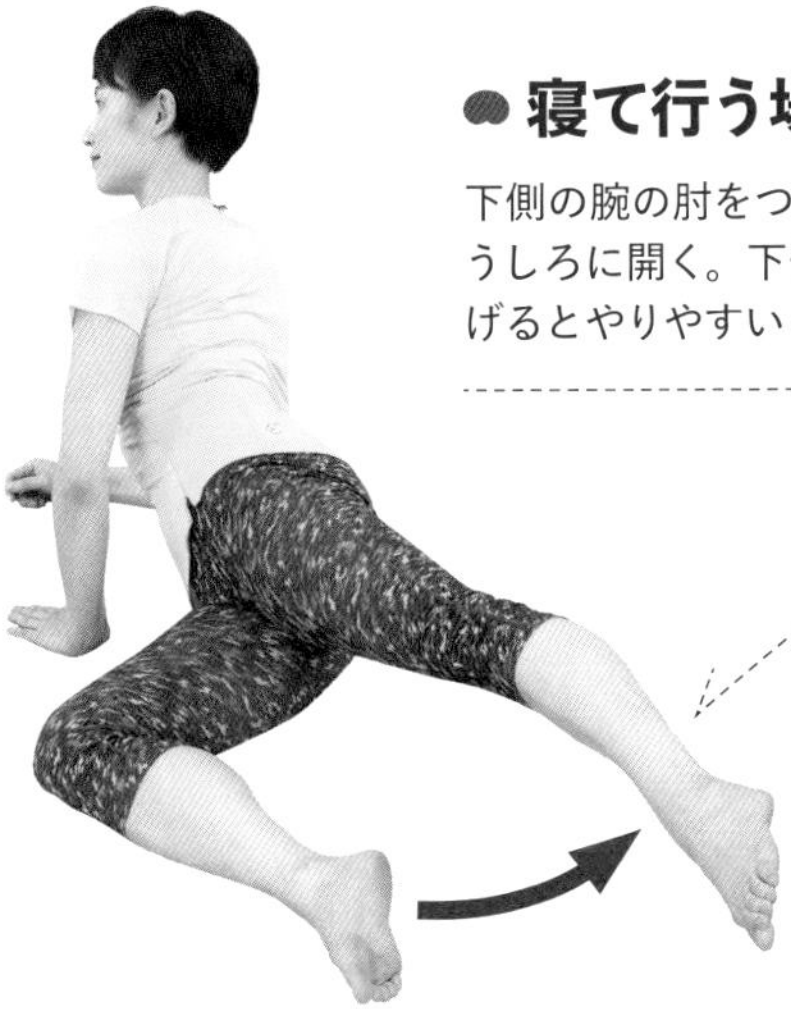

寝て行う場合

下側の腕の肘をつき、上側の足をうしろに開く。下側の足の膝は曲げるとやりやすい

ワンポイントアドバイス

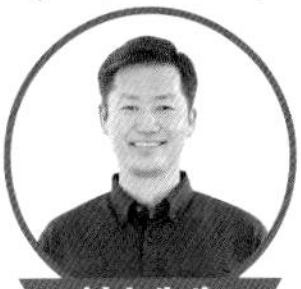

村上先生

下の足は曲げてよいので、背中を丸めないように気をつけましょう！

椅子につかまりながら行う

立って行う場合は、軸足側に椅子などを置いてつかまりながら行うとよいでしょう。まっすぐ立った状態で、片足をうしろに上げていき、限界まで上げて下します。その際、**椅子に体重をかけすぎて上体が倒れてしまわないよう気をつけてください。**軸となるほうの足は多少曲がっていても大丈夫です。

足をうしろにもっていった状態をキープするのは、ヒップアブダクション同様に大変かもしれません。しかし、できるだけ胸を張り、上体が倒れたり、ねじれたりしないように気をつけてください。体の軸がぶれて上半身が前やうしろにいってしまうと、悪いフォームになってしまいます。

ヒップアダクションは難なくできても、このヒップエクステンションだと倒れてしまったり、姿勢を長いことキープしていられなかったりする人がいます。そういう人は、左右のバランスはよくても、前後のバランスが崩れてしまっている可能性があります。

回数としては、やはりこれも左右5回ずつを1セット行い、だんだんと辛くなくなってきたら、少しずつ増やすのがおすすめです。

さて、第5章では3つの体幹トレーニングを紹介しました。お尻を鍛えるためのトレーニングにはほかにもたくさんの種類がありますが、本格的にトレーニングがしたいという人でなければ、基本的にこの3つとスクワットで十分です。

ヒップエクステンションの方法②

立って行う場合

ヒップエクステンションは左右にふらつきやすいため、立つ場合は椅子につかまりながらやるとよい

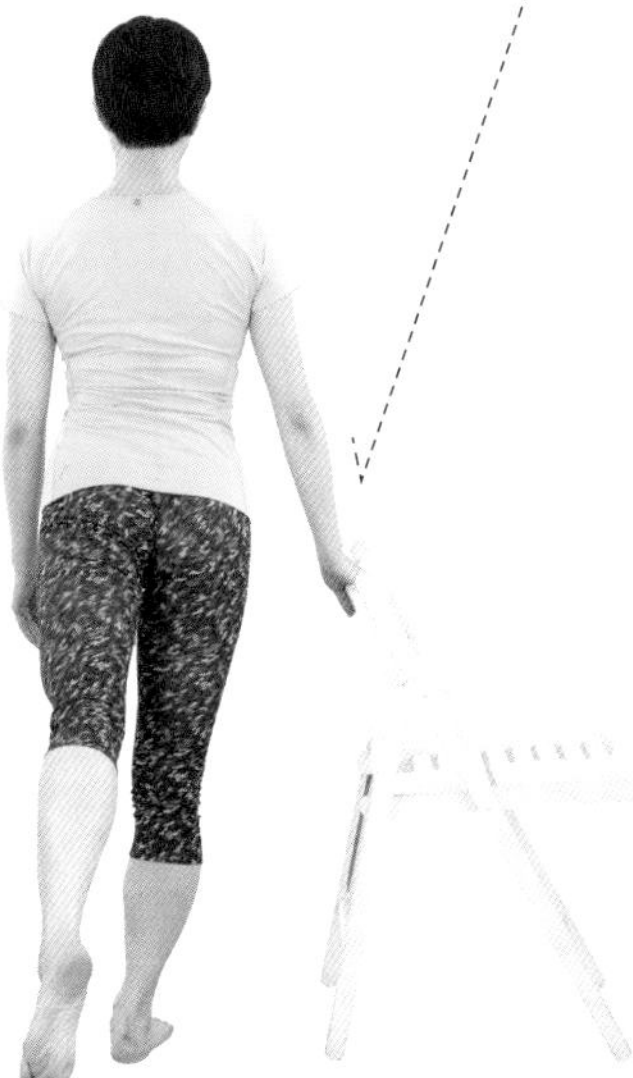

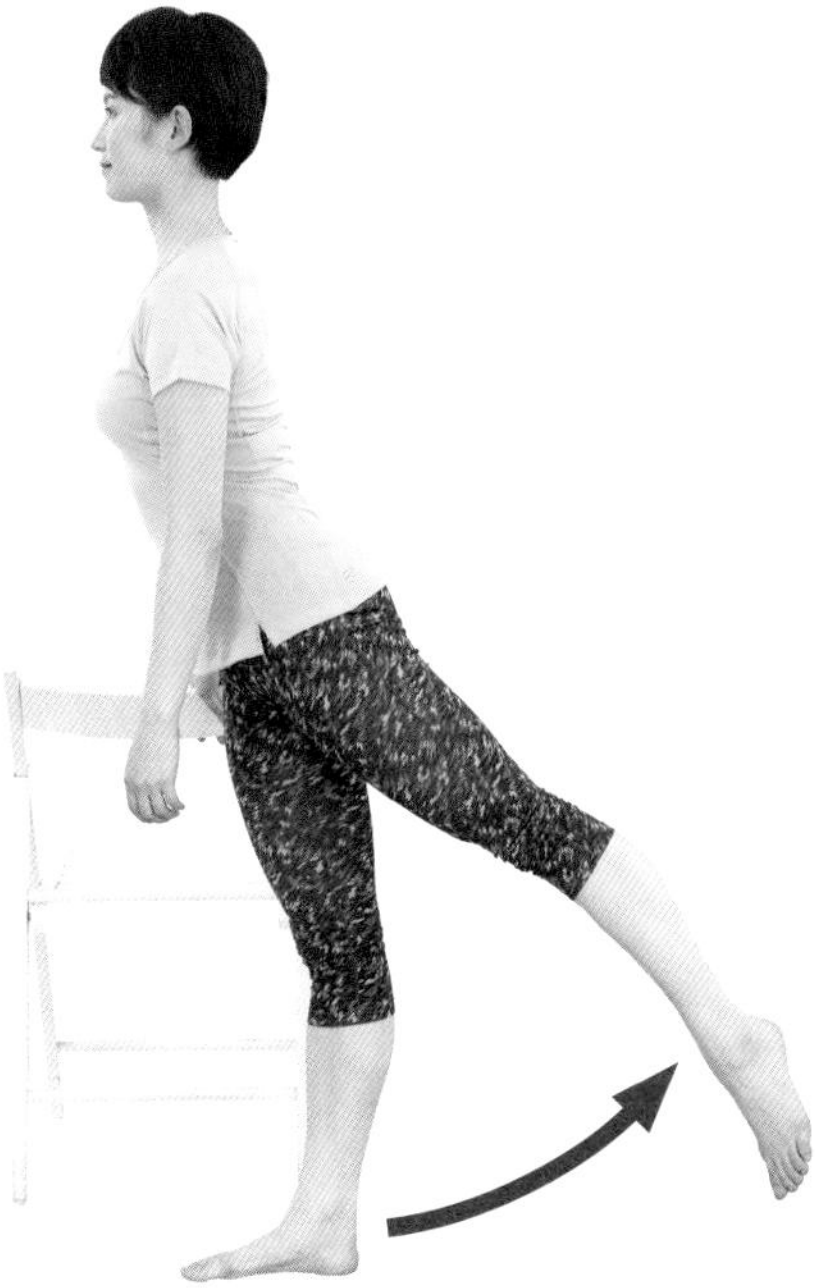

これがGood!

村上先生

姿勢をよくして、足をまっすぐうしろに上げるのがよいフォームです！

ヒップエクステンションのダメな例

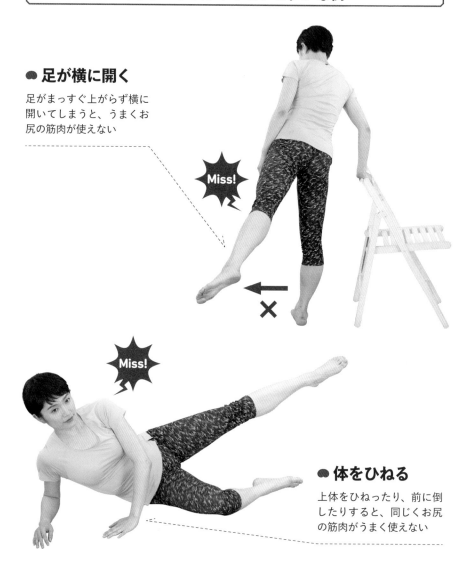

足が横に開く

足がまっすぐ上がらず横に開いてしまうと、うまくお尻の筋肉が使えない

体をひねる

上体をひねったり、前に倒したりすると、同じくお尻の筋肉がうまく使えない

トレーニングの続け方

●スクワット	痛くなる ✕
●ランジ	できる ○
●ヒップアブダクション	痛くなる ✕
●ヒップエクステンション	痛くなる ✕

↓

ランジを継続しながら、
マッサージをして弱点を減らしていく

できるトレーニングを続ける

たとえば、人それぞれ弱点となる部分は異なるので、１００ページで紹介したランジはできても、ヒップエクステンションだと痛くなってしまうというような人もいるでしょう。そういう人は、ヒップエクステンションを無理にやっても体を悪くしてしまうだけなので、ランジのほうは続けて、それと同時にマッサージもするというような感じで、自分の弱点をどんどん減らしていってください。

弱点が減るということは、体のバランスがどんどんよくなっていくということです。体のバランスがよくなれば、お尻を含めた体のいろいろな筋肉をバランスよく使うことができ、より疲れにくい体になります。

体幹トレーニングのチェックポイント

第5章で紹介した3つの体幹トレーニングのおさらいをしましょう。どのトレーニングもただやればよいわけではありません。各ポイントを意識し、しっかりお尻が使えているか確認しながらトレーニング取り組みましょう。

☑ 1 ランジ

目線は前

膝が内側に向かないように、正面に向ける

背筋を伸ばし、重心が前になりすぎないようにする

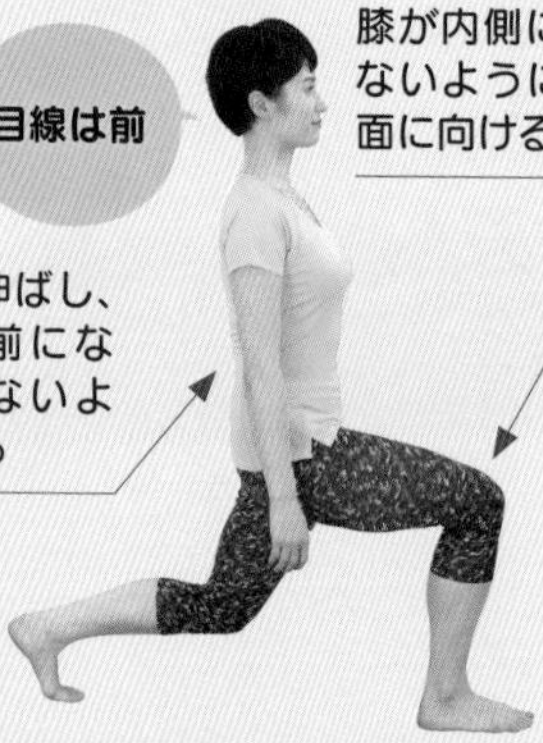

アドバイス

- 家族や友人に本書の正しいフォームと比べてみてもらう
- ベッドや布団の上など安定感がない場所ではトレーニングしない
- ふらつく場合は椅子などにつかまりながら、安全な体勢で行う

☑ 2 ヒップアブダクション

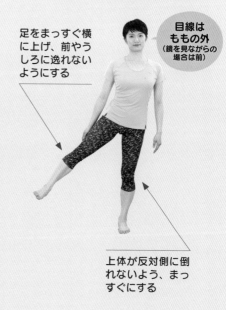

目線はももの外
（鏡を見ながらの場合は前）

足をまっすぐ横に上げ、前やうしろに逸れないようにする

上体が反対側に倒れないよう、まっすぐにする

☑ 3 ヒップエクステンション

目線は前

足をまっすぐうしろに上げ、横に開かないようにする

背筋を伸ばし、前傾姿勢にならないようにする

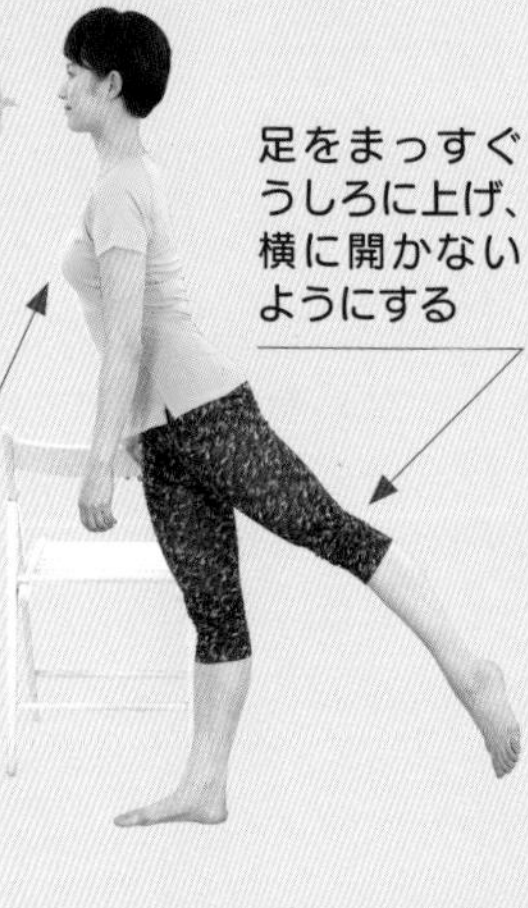

第6章

「日常生活」で痛みを防ぐお尻づくり

スクワットをはじめさまざまなトレーニングやマッサージを紹介してきましたが、日常生活でもお尻を使う機会は多くあります。どう意識すればお尻が使えるかを紹介します。

Sec.
1

日々の生活のなかでお尻を使う

お尻を使うためには、トレーニングやマッサージをするだけでなく、日々の生活のなかでも意識することが重要です。そこで、階段の昇り降り、普段の立ち方や座り方で意識するポイントを紹介します。

まずは、階段やちょっとした段差の昇り降りですが、気をつけるべきなのは主に上半身と視線です。

スクワットやランジを行う際と同じですが、上るときに上半身がうしろに倒れていたり、ねじれていたりすると、踏み出した足に力が入りづらくなってしまいます。姿勢はまっすぐ、または前にやや傾いているくらいがよいでしょう。また、**膝を曲げたとき、前の膝はつま先より出ないように気をつけてください**。下りるときも、体がうしろに倒れてしまい、前に重心がいかないと、別の筋肉に余計な力が入ってしまいます。

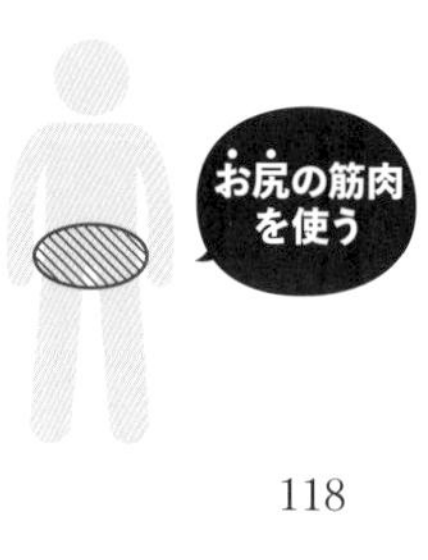

階段の上り下りの仕方

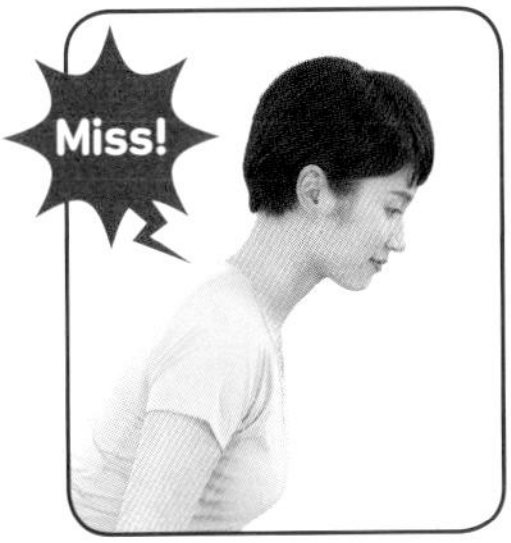

目線を上げる

前傾姿勢になり、目線を上に向けながら登ると、踏み出した足に力が入りやすくなる

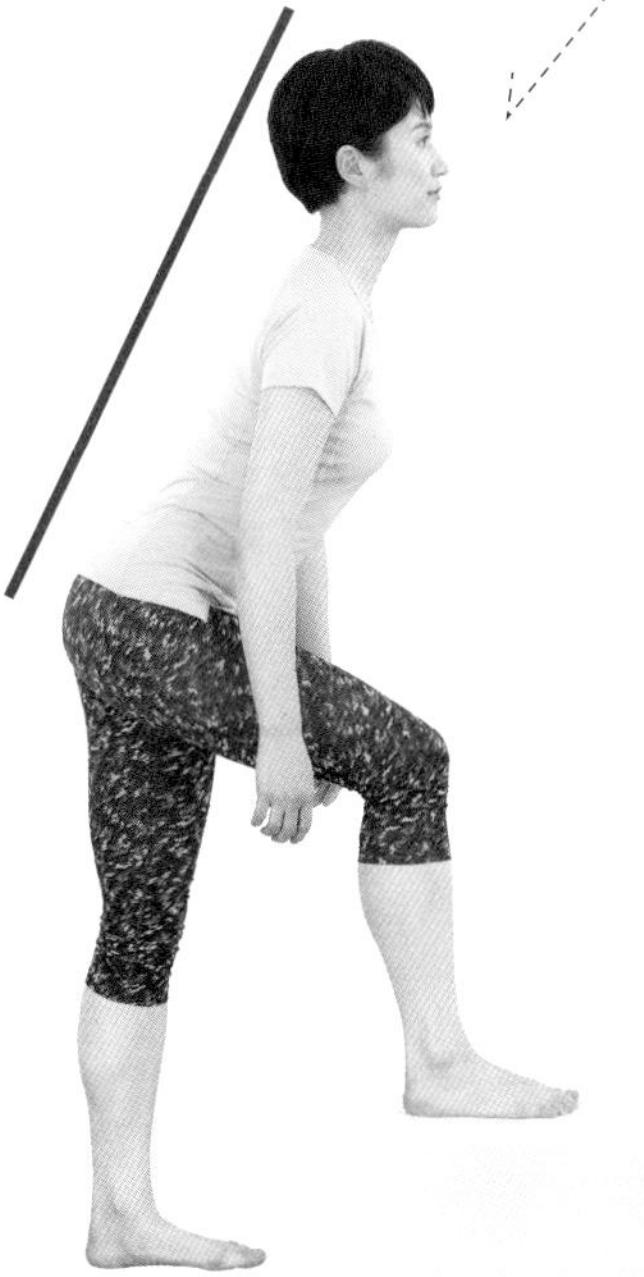

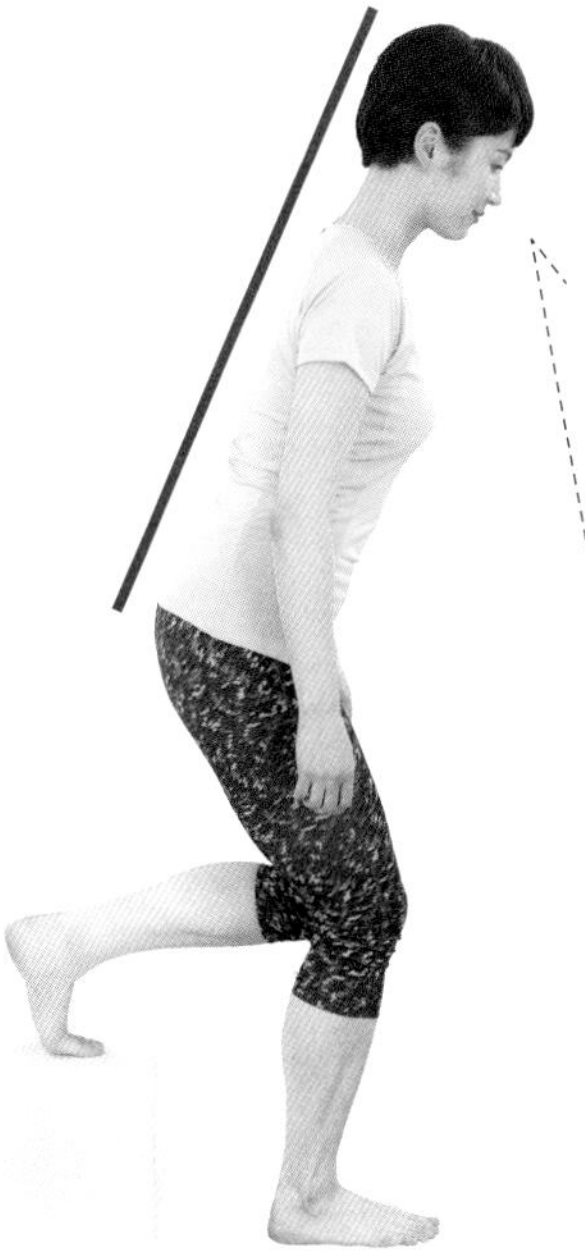

目線を下げる

降りるときも、やや前傾姿勢で、下を向きながら降りる。上体を起こすと、余計な筋肉に力が入る

視線については、進行方向と同じほうに向けることです。ときどき下りるときでも顔が上がっている人がいますが、下を向いているのが正しい状態です。

前傾姿勢で立ち上がる

立ち方も同じで、お年寄りの人で、椅子から立ち上がるときに体を上方向にもっていこうとする人がいますが、足に負担がかかる立ち方をしてしまっています。この場合、体は前にもっていくのが正しい立ち方です。その際、スクワットと同様、**足を広げたほうがより楽に立てるでしょう。**

普段の座り方で注意すべきは上半身を立てないことです。上半身を前に倒し、頭を下げ、お尻から座るのがよい座り方で、この座り方を意識するとデスクやトイレでも楽になるでしょう。

日常の動作でトレーニングを上乗せ

自宅でやるスクワットよりも、日常的に行われる階段の昇り降り、起立や着席のほうがはるかに回数は多くなります。**たくさん筋トレをしても、日常の動作で間違った筋肉の使い方をしていては意味がありません。**

逆にいえば、これらのことがしっかりと意識できているなら、普段のトレーニングに、さらにデスクやトイレでの数十回のトレーニングをプラスすることができるのです。

椅子の立ち方・座り方

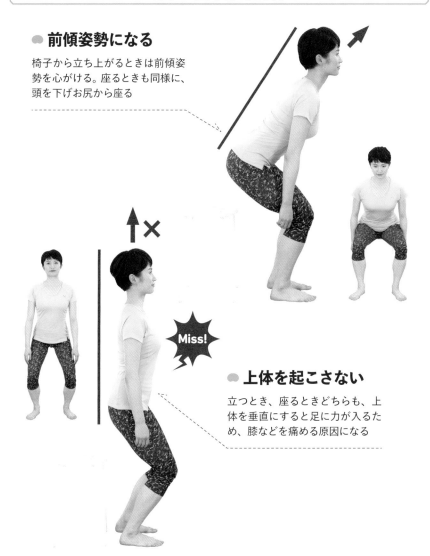

前傾姿勢になる

椅子から立ち上がるときは前傾姿勢を心がける。座るときも同様に、頭を下げお尻から座る

上体を起こさない

立つとき、座るときどちらも、上体を垂直にすると足に力が入るため、膝などを痛める原因になる

Sec.
2

歩ける体を維持するスケジュールモデル

ここでは、トレーニングとマッサージのスケジュール例を紹介します。週2日の場合は日曜日と水曜日などのように間を空けてやりましょう。

マッサージはスネ、ふくらはぎ、もも、お尻、腕・鎖骨、背中・肩の6つに分けて、1日ひとつをローテーションで行います。**回数は各部位3カ所（もしくは2カ所）を1カ所につき5回ほぐす、というのを1セットとして、1日2セットから始めましょう。**

トレーニングは日曜日にランジ、ヒップアブダクション、ヒップエクステンションをローテーションで、水曜日に毎週スクワットするなどスクワット中心に行います。回数は5回を1セットとして、まずは1セットから始めましょう。

慣れたら無理のない範囲で回数を増やしても構いません。ただし、休みも重要なので1セットごとに休憩をはさむようにしましょう。

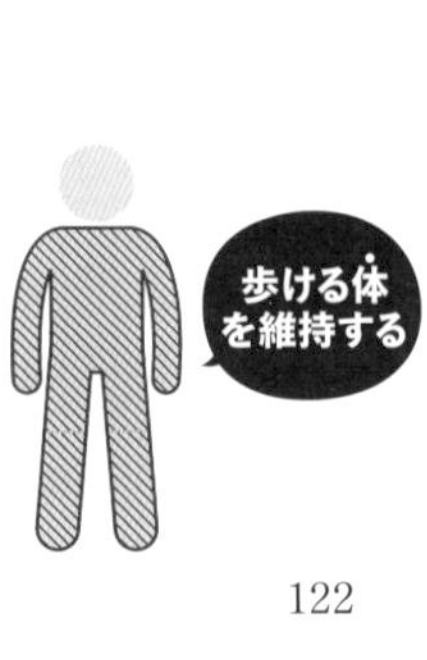

週2日のトレーニングモデル

	日曜日		水曜日	
	マッサージ	トレーニング	マッサージ	トレーニング
1週目	すね	ランジ	ふくらはぎ	スクワット
2週目	もも	ヒップ アブダクション	お尻	スクワット
3週目	腕・鎖骨	ヒップ エクステンション	肩・背中	スクワット

トレーニングの回数	5回×1セット（左右ある場合は両方行う）
マッサージの回数	各部位3カ所（もしくは2カ所）を5回ずつ×1セット

ワンポイント
アドバイス

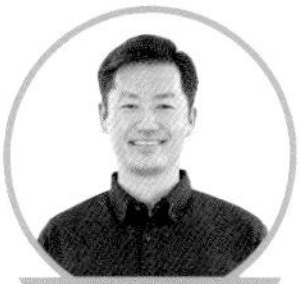

村上先生

ローテーションで行うことで、体を休めながらまんべんなくトレーニングできます

Sec.
3

ウォーキング・ランニングの際の注意点

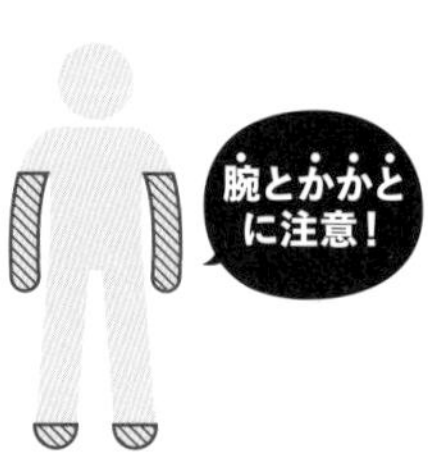

実際にウォーキングをする際に肝心なのが、かかとから着地することです。このとき体がうしろに反ったり、猫背になっていたりすると、腰痛や膝痛の原因になり、疲れやすい体にもなってしまいます。特に猫背の人は、そもそも歩幅が狭くなっているので、かかとをつくことができず、ペンギンのような歩き方になってしまいます。また、足の振りは上半身と連動するので、**きちんと腕を振り、背筋や肩甲骨も使うように意識しましょう。**その際、呼吸も忘れないようにしてください。

ランニングでも同様に意識してほしいのが呼吸です。腕を振るときは肘を曲げて、息を吐きながらうしろに引くというイメージです。ジョギング程度なら、かかとまでつけて走りましょう。なかにはつま先だけで走る人もいますが、ふくらはぎにばかり筋肉がついてしまいます。かかとをつけずに走るのは、全力でダッシュするときだけにしましょう。

正しい歩き方・走り方

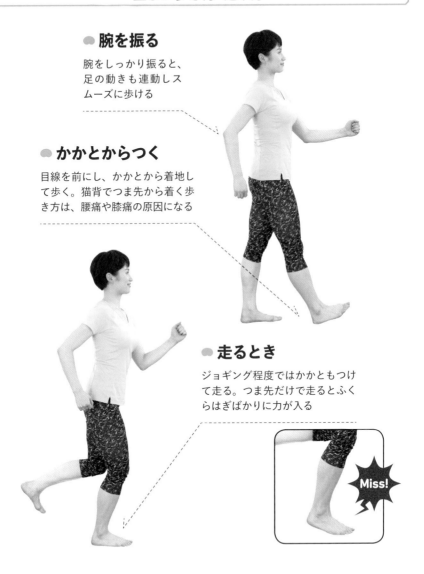

腕を振る

腕をしっかり振ると、足の動きも連動しスムーズに歩ける

かかとからつく

目線を前にし、かかとから着地して歩く。猫背でつま先から着く歩き方は、腰痛や膝痛の原因になる

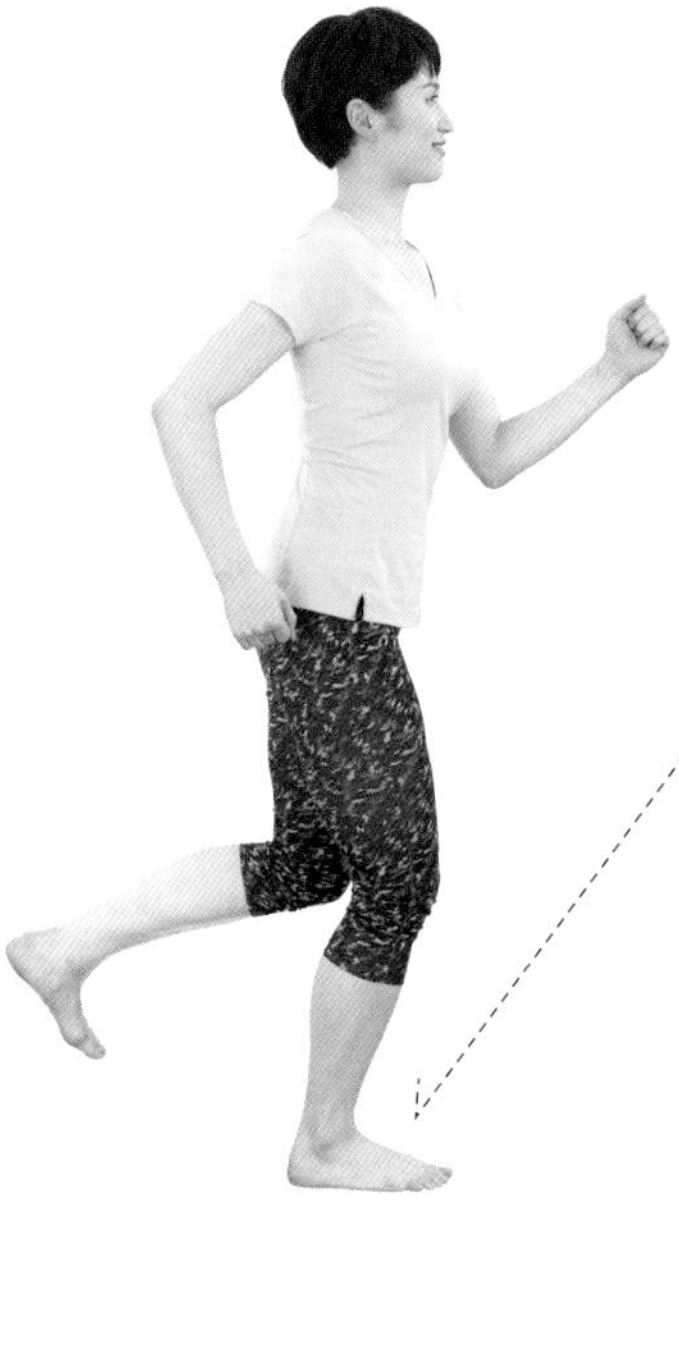

走るとき

ジョギング程度ではかかともつけて走る。つま先だけで走るとふくらはぎばかりに力が入る

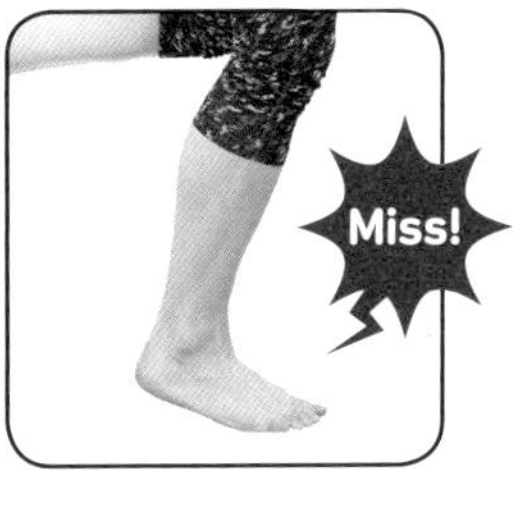

おわりに

トレーニングは何歳から始めても遅くありません

最後までお読みいただき、ありがとうございます。お尻が使えるようになる感覚は得られたでしょうか？すぐには効果が出なかった人も、継続することで「お尻が使える」ようになります。回数は少なくてよいので、ぜひ続けてください。

長く健康な体を維持するコツは、自分の体に関心をもつことです。

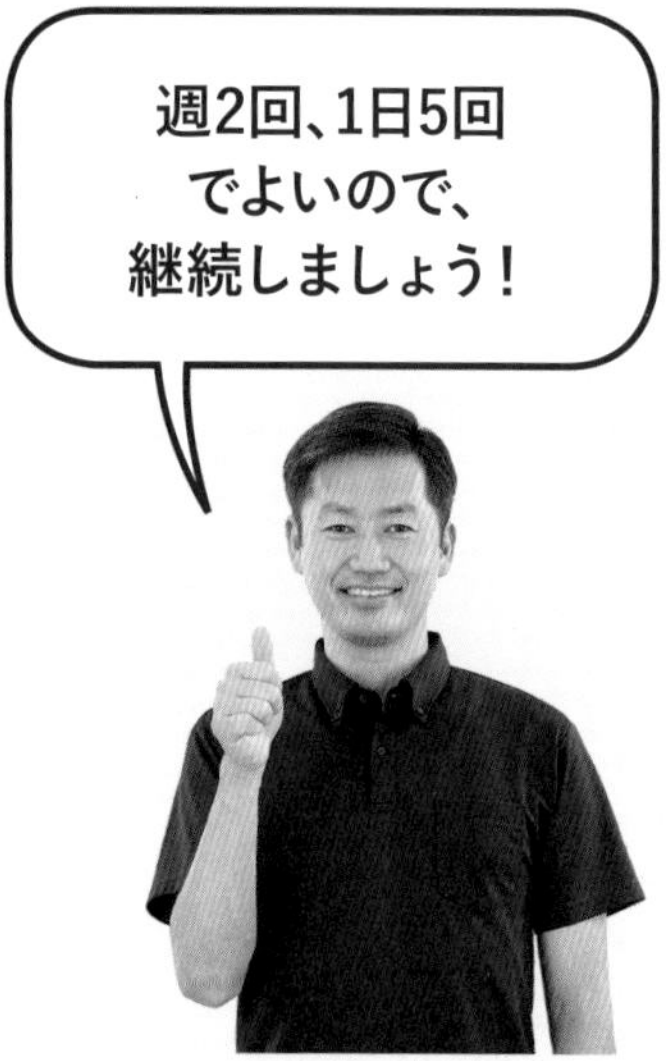

よくケガをする人は体のことを考えずに酷使してしまうので、体が悲鳴を上げてしまうのです。

痛みは体が悲鳴を上げているサインですから、その悲鳴をしっかり聞いてあげてください。

自分の体にやさしく接すれば、体もそれに応えてくれます。

70歳、80歳、90歳と年を重ねても元気に歩けるように、日々のトレーニングとマッサージで痛みを防ぐ体をつくり、もし痛みが出たときにはすぐに対応してあげましょう。

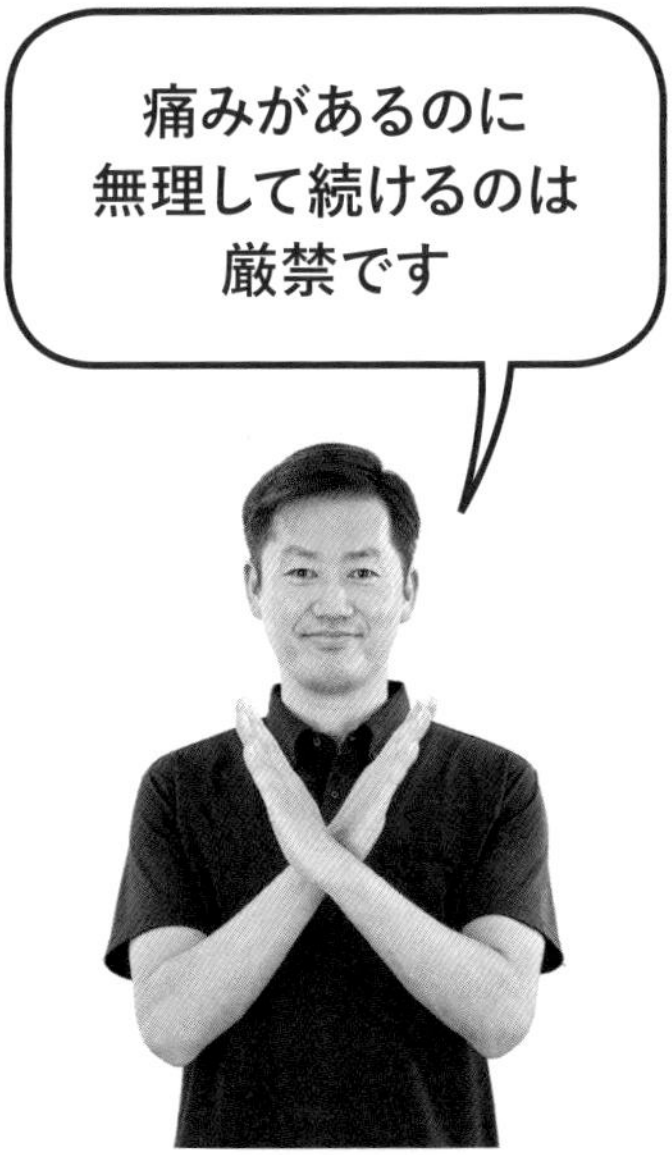
痛みがあるのに
無理して続けるのは
厳禁です

本書だけでなく、当院のホームページやYouTubeでも足の痛みを防ぐ方法を紹介していますので、チェックしてみてください。

一緒に足が痛くならない体をつくりましょう！

治療院ホームページ
ファミリーケア三鷹はり・きゅう・整体院
https://restart.jp/

Youtube
東京膝痛チャンネル
https://www.youtube.com/user/ijyutu0721

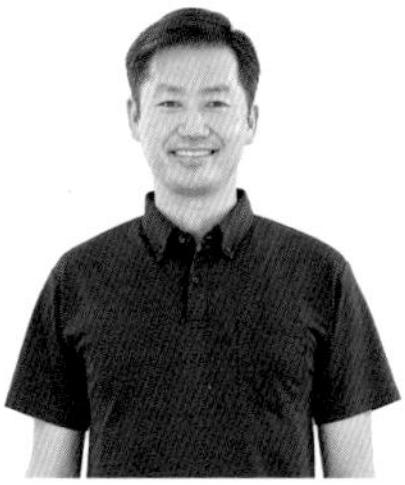

著者プロフィール

村上一成

1973 年生まれ、東京都出身。サッカーや柔道などスポーツ好きではあるものの、高校時代に「腰椎分離症」「坐骨神経痛」などに悩み、さらに大学在中においては「くも膜下出血」を発症、片麻痺などの後遺症が残る。改善を目指し、全国の医療機関や治療院を訪問する中、自身も整体師、柔道整復師、鍼灸師となり、「ファミリーケア三鷹はり・きゅう・整体院」を開業する。

開業後は、半月板損傷患者の足を改善させるなど、膝の痛み専門の治療院として活動。多くの患者から膝の痛みを取り除き、その悩みを解消している。

一方でスポーツトレーナーとして、「ケガをしない体の使い方」を提唱、学生チームやクラブチームなどに指導している。

ファミリーケア三鷹はり・きゅう・整体院
https://restart.jp/

たった5回のスクワットから足が痛い！ を防ぐ
お尻Reトレーニング

2021年 1 月31日　発行

発行人	佐藤孔建
編集人	梅村俊広
発行・発売	スタンダーズ株式会社
	〒160-0008 東京都新宿区四谷三栄町12-4 竹田ビル3F
	TEL：03-6380-6132　e-mail：info@standards.co.jp
印刷所	三松堂株式会社

●本書の内容についてのお問い合わせは、上記メールアドレスにて、書名、ページ数とどこの箇所かを明記の上、ご連絡ください。ご質問の内容によってはお答えできないものや返答に時間がかかってしまうものもあります。予めご了承ください。
●お電話での質問、本書の内容を超えるご質問などには一切お答えできませんので、予めご了承ください。
●落丁本、乱丁本など不良品については、小社営業部（TEL：03-6380-6132）までお願いします。

Printed in Japan

【必ずお読みください】

本書は、専門の治療院による指導のもと安全に配慮しておりますが、運動前もしくは運動中に痛みや違和感がある際は、運動を中止して、医療機関、もしくは専門治療院にご相談ください。

膝痛などの症状には個体差があります。本書の内容についてはすべての方に当てはまるものではありません。ご了承ください。